山东省社会科学规划研究项目资助（16CZXJ01）

基于传统身体文化的推动我国遗体器官捐献的路径研究

杨同卫◎著

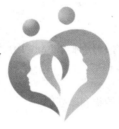

Research on the path of
promoting the donation of remains organs based on
traditional body Culture in China

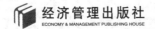

经济管理出版社
ECONOMY & MANAGEMENT PUBLISHING HOUSE

图书在版编目（CIP）数据

　　基于传统身体文化的推动我国遗体器官捐献的路径研究/杨同卫著 . 一北京：经济管理出版社，2019.7
　　ISBN 978 - 7 - 5096 - 6483 - 4

　　Ⅰ . ①基…　Ⅱ . ①杨…　Ⅲ . ①人体器官—器官捐献—研究—中国　Ⅳ . ①R193.3

　　中国版本图书馆 CIP 数据核字（2019）第 058216 号

组稿编辑：魏晨红
责任编辑：魏晨红
责任印制：黄章平
责任校对：陈　颖

出版发行：经济管理出版社
　　　　　（北京市海淀区北蜂窝 8 号中雅大厦 A 座 11 层　100038）
网　　址：www. E - mp. com. cn
电　　话：(010) 51915602
印　　刷：北京市海淀区唐家岭福利印刷厂
经　　销：新华书店
开　　本：720mm×1000mm/16
印　　张：10.5
字　　数：189 千字
版　　次：2019 年 7 月第 1 版　　2019 年 7 月第 1 次印刷
书　　号：ISBN 978 - 7 - 5096 - 6483 - 4
定　　价：48.00 元

前　言

　　器官移植是 21 世纪医学对人类最大的贡献之一，它给濒临死亡的重症患者带来了生的希望。自 2015 年 1 月 1 日起，中国公民逝世后器官捐献（CD-CD）全面取代司法途径供体来源，成为器官移植使用的唯一来源，自此，中国器官移植事业开始为国际社会所瞩目。截至 2018 年底，我国已累计完成公民逝世后器官捐献超过 2.1 万例，捐献大器官突破 5.8 万个。其中，2018 年完成器官捐献 6302 例，实施器官移植手术超过 2 万例。

　　我国的人体器官捐献数量已位于亚洲首位，在世界范围内仅次于美国和巴西，位居第 3 位。我国已经建立起器官分配和共享系统，根据接受者健康状况和等候时间、匹配程度、年龄、地域等综合因素，公平、公正、公开地解决器官分配问题。总体看来，我国人体器官捐献事业蓬勃发展，器官捐献数量有了大幅增加，但器官捐献率仍远远低于世界平均水平，供体不足的问题仍未得到根本解决。

　　对于我国公民逝世后器官捐献率低的原因，专家学者们进行了分析和总结。对已有文献的梳理、总结表明：传统文化是影响公民逝世后器官捐献的重要因素，已成为大家的共识。可是，传统文化中的哪些因素在影响遗体器官捐献？影响的机理是什么？应该怎样对待这些传统文化因素？对这些问题必须深入思考。遗憾的是，尚未见到对于影响器官捐献文化因素的深入、系统研究。

　　我们认为：身体是自我的始基，生命及其丰富多元的样式以身体为实体呈现出来，在现代技术背景下，很多伦理问题都需要通过"身体"来表达，身体在技术和伦理之间的联结作用日益凸显。于是，身体观与身体伦理开始进入生命伦理学视野，并日益成为学界讨论的核心与热点问题。身体文化以及相关的传统生命伦理思想，如死亡伦理观、丧葬习俗和孝道观等，成为制约中国人遗体捐献行为的重要文化因素。传统身体文化在形而上的层次上决定了中国哲学的特点，在形而下的具体生活中，影响了中国人重视身体的行为方式。

身体伦理以物理性的躯体为出发点来考量个体的在世方式。身体观与身体伦理与当代遗体器官移植事业有潜在的千丝万缕的关系。人无法完全回避自己的身体,身体之实存,既是人自我理解和相互理解的逻辑前提,又是人与自然、社会对话的起点与媒介。我们可以通过对身体伦理的发掘、整理与分析,来揭示中国传统文化对于遗体器官捐献的影响,并在新的技术条件和社会环境下,对传统身体文化进行新的阐释,一方面,使当代器官移植和器官捐献事业获得伦理的根基与传统文化的支持;另一方面,也使传统文化通过适应性改造,成为推动我国遗体器官捐献事业的强大动力。

基于以上基本认识,本书涉及的内容主要有以下几方面:

1. 身体伦理的含义及中国传统哲学中的身体观

"身体"作为我们自身的标志,在生物医学技术飞速发展的时代不仅得到了充分的理解,也得到了充分的改造,于是身体以及身体伦理成为当代生命伦理学关注的热点问题。

在中国传统文化中,身体文化也是其他一切文化的根本和起源。身体文化在形而上的层次上决定了中国哲学的特点,在形而下的具体生活中决定了中国人重视身体的行为方式,也成为影响公民遗体器官捐献意愿和行为的重要因素。

2. 传统身体文化影响下的死亡观

死亡观是人们对待死亡以及由之引发的伦理问题的根本看法和态度。人们对死亡的认识与态度直接影响对生命的认识和态度,决定着行为方式和价值追求。

3. 传统身体文化影响下的丧葬习俗

丧葬是死者家属对死者遗体的处理方式。丧葬习俗是一种客观的社会现象,是以文化意识为内核的处理死者遗体的方式和礼仪。

4. 传统身体文化影响下的孝道

中国传统孝道内涵丰富,"重身"是其显著特征之一:不仅要孝敬父母,还要珍视父母所给予的身体;尽孝不仅包括对父母生前的奉养,还包括对父母身后的厚葬与祭祀。而"立身行道,扬名于后世,以显父母"则是最高层次的孝道。

5. 传统身体文化的重新解读与适应性改造

对"乐生恶死""完肤厚葬""入土为安""身体发肤,受之父母,不敢毁伤,孝之始也"等身体文化产生的历史条件、社会环境做详细的考察,在"天人合一""知行合一""生生不息""修己善群""致中致和"等传统文化基本思想原则下进行全面分析，并结合当代技术水平与社会状况进行新的阐释与适应性改造。

现代性谋划必须把"传统"作为一个重大因素予以考量，同样，遗体器官捐献也必须立足于特殊的深厚的文化土壤。中国传统文化倡导修己成人、修己安人与修己善群，在根本上是支持高尚的遗体器官捐献行为的。所以，我们必须在尊重民族文化的基础上，通过科学知识的普及与制度的完善，来推动当代公民逝世后器官捐献事业。

本书的创新之处在于：从传统文化与身体伦理的视角对遗体器官捐献问题进行研究，探寻推动遗体器官捐献的伦理路径。这不同于通常的基于制度或法律的研究，是研究视域的转换和研究范围的突破。

本书的现实意义在于：通过传统身体文化与当代遗体器官捐献事业相互间的适应性改造，一方面对传统身体文化进行新的阐释与解读，形成支持遗体器官捐献的文化氛围，另一方面尊重传统文化，优化和完善遗体器官捐献流程与方案，从而最终促进中国遗体器官捐献事业的健康与可持续发展。

公民逝世后器官捐献是一个复杂的社会系统工程，需要方方面面的协同和参与，而其中的文化与道德因素不容忽视。希望本书能够为我国遗体器官捐献事业提供伦理依据和文化动力，助力遗体器官捐献事业这一光辉的人道主义事业。

杨同卫

2019 年 2 月 6 日于泉城济南

目　录

第一章　绪论 …………………………………………………………… 1

　　一、器官短缺——器官移植面临的重大现实问题 ……………… 1

　　二、我国遗体器官捐献体系建设 …………………………………… 2

　　三、影响公民遗体器官捐献的因素 ………………………………… 7

　　四、从活体器官移植的道德争议看公民逝世后遗体器官捐献 ……… 10

第二章　人体器官移植中的伦理问题 ………………………… 17

　　一、人体器官移植的伦理依据 …………………………………… 17

　　二、《世界卫生组织人体细胞、组织和器官移植指导原则》 ……… 20

　　三、《中国人体器官分配与共享基本原则和核心政策》 ………… 22

　　四、我国人体器官移植的伦理原则 ……………………………… 23

　　五、器官移植受体伦理 …………………………………………… 29

第三章　传统身体观对遗体器官捐献的影响 ……………… 33

　　一、儒家身体观及养生修德思想 ………………………………… 33

　　二、孔子的死亡观及其对遗体器官捐献的启示 ………………… 40

　　三、道家的身体观及养生修身思想 ……………………………… 43

　　四、庄子的死亡观及其对于现代遗体器官捐献的意义 ………… 48

第四章　生命价值论对遗体器官捐献的启示 ……………… 52

　　一、"生命价值"含义辨析 ……………………………………… 52

　　二、生命价值到底能否估量 ……………………………………… 53

　　三、不同哲学观下的生命价值观 ………………………………… 54

四、生命价值相关认识误区 ·· 56

五、遗体器官捐献：实现生命价值的最后形式 ·············· 58

六、感恩与重生——来自器官移植受者的心声 ·············· 60

第五章　中国传统孝道与公民遗体器官捐献意愿的关系 ·········· 62

一、引言 ··· 62

二、对"身体发肤，不敢毁伤"观念的考量 ·············· 64

三、孝道与公民自身遗体器官捐献意愿的关系 ·············· 66

四、孝道与父母遗体器官捐献的关系 ·························· 67

五、本章小结 ··· 69

第六章　中国传统殡葬观与公民遗体器官捐献的关系 ·········· 70

一、殡葬：慎终追远的开始 ·································· 70

二、葬的方式 ··· 72

三、哀荣与音容宛在：对传统殡葬文化的适应性改造 ·········· 74

四、对"全尸而终"的重新解读 ····························· 74

五、慎重对待捐献者的遗体 ·································· 76

第七章　加强遗体器官捐献宣传——讲好捐献故事 ·········· 80

一、坚强伟大的父母捐献未成年子女的遗体器官 ·········· 80

二、子女自愿捐献逝去亲人的遗体器官 ······················ 85

三、踊跃进行遗体器官捐献登记的老人 ······················ 87

四、踊跃进行遗体器官捐献登记的年轻人 ··················· 89

五、家庭成员集体进行遗体器官捐献登记 ··················· 95

六、充分发挥器官移植协调员的作用，让爱心落地 ·········· 97

七、做好捐献者善后事宜，对捐献家庭进行爱心帮助 ········ 99

八、名人捐献——发挥社会名流与公众人物的示范效应 ···· 102

九、器官移植受者自愿捐献遗体器官 ·························· 103

附录1：中国心脏死亡器官捐献工作指南（第2版） ·········· 106

附录2：中国心脏死亡器官捐献分类标准 ···················· 112

附录3：人体器官移植条例 ···································· 114

附录 4：山东省遗体捐献条例 …………………………………… 120

附录 5：中国人体器官分配与共享基本原则和肝脏与肾脏移植核心政策…… 124

附录 6：中国公民逝世后器官捐献工作流程 …………………… 133

附录 7：中国人体器官捐献体系组织结构及职责 ……………… 136

附录 8：中国人体器官捐献志愿登记管理办法 ………………… 140

附录 9：人体器官捐献协调员管理办法 ………………………… 146

附录 10：人体捐献器官获取与分配管理规定 ………………… 150

第一章　绪论

一、器官短缺——器官移植面临的重大现实问题

从 1954 年世界第一例器官肾脏成功移植到发展至今，器官移植术主要应用于中晚期器官病变和脏器衰竭坏死患者的临床治疗上①。目前，我国已经有 160 多家医疗机构具有器官移植手术资质，器官移植的手术水平在世界上已经处于先进行列。尽管器官移植技术日益成熟，挽救了众多垂危病人的生命，但却面临着器官供体资源严重不足的现实问题。

在 2010 年以前，我国还没形成健全的人体器官捐献、分配和管理体系，尤其是曾对死囚器官的使用，一直被国际社会诟病，严重损害了国家形象。2010 年 3 月 2 日，中国红十字会总会根据《人体器官移植条例》赋予的职责并接受国家卫生和健康委员会委托开展了公民逝世后器官捐献试点工作，积累了经验，探索建立了人体器官捐献的组织机构、工作机制、规章制度、工作队伍、信息平台、保障措施和监督机制，逐步形成科学、公正、高效的人体器官捐献体系，促进了我国人体器官移植事业健康发展，更好地保护了人的生命和健康。2015 年 1 月 1 日起，我国全面停止死囚器官作为移植供体的来源。公民逝世后自愿器官捐献成为器官移植使用的主要渠道。

据中国人体器官捐献管理中心网站统计数据显示：截至 2018 年底，我国已累计完成公民逝世后器官捐献超过 2.1 万例，捐献大器官突破 5.8 万个。其

---

① 赵磊，马潞林，王国良等．亲属活体肾移植 130 例次伦理分析［J］．中国医学伦理学，2010，23（2）：53 – 54.

中，2018 年完成器官捐献 6302 例，实施器官移植手术超过 2 万例。

我国的人体器官捐献数量已位于亚洲首位，在世界范围内仅次于美国和巴西，位居第 3 位。现在我国已经建立起器官分配和共享系统，根据接受者健康状况和等候时间、匹配程度、年龄、地域等综合因素，公平、公正、公开地解决器官分配问题。

总体看来，我国人体器官捐献事业蓬勃发展，器官捐献数量有了大幅增加，但器官捐献率仍远远低于世界平均水平，供体不足的问题仍未得到根本解决。有资料显示，我国每年等待器官移植的患者约 30 万人，但器官供需比却仅 1∶30。① 近十年来，美国的器官捐献百万人口（Per Million Population, PMP）捐献率持续稳定在 25.0 以上并呈逐步上升趋势，排名位于世界先列；英国的该数据从 2006 年的 10.3 上升到了 2015 年的 20.2；意大利的 PMP 自 2006 年至今一直维持在 20.0 以上的高位；从 2002 年开始，韩国的 PMP 由 0.75 迅速上升十几倍至 2015 年的 10.0。相比之下，我国的器官捐献现状却不容乐观，2015 年我国的器官捐献 PMP 仅为 2.0 左右，是世界各国中器官捐献率最低的国家之一。② 面对如此大的供需矛盾，如何才能让公众理解、认同、支持器官捐献，自愿在逝世后捐献器官，挽救他人生命？这不仅是一个医学问题，更是一个社会问题。

二、我国遗体器官捐献体系建设

作为稀缺资源，遗体器官可能会成为各利益群体的追逐对象，民众对遗体器官捐献活动存在信任危机，担心遗体器官被用于谋取非法利益，因而不太敢于捐献。遗体器官捐献需要建立一个形象良好、公信力强的专门机构来统一管理和分配。所以，器官捐献的接受必须坚持"无害、有利、尊重、互助、公正"原则，器官的分配须坚持"公平、公正、公开、合情、合理、合法"原则，提高政府的公信力、消除民众信任危机，这是提升民众遗体器官捐献意愿的重要前提和保证。

---

① 杨颖，黄海，邱鸿钟. 我国公民逝世后器官捐献意愿调查及影响因素研究 ［J］. 中国医院，2014，18（3）：18 – 19.
② 董鹤，方玉婷，王丹等. 国内外器官捐献现状与思考 ［J］. 护理学报，2017，24（11）：23 – 26.

曾经，国际移植界对中国实行"三不"政策：不承认临床移植成果、不允许在国际权威杂志发表临床器官移植文章、不同意中国移植专家加入世界移植组织。中国移植界长期被排斥在国际移植社会主流之外。

在党中央、国务院领导下，社会各界通力合作，激流勇进。

2007年，颁布《人体器官移植条例》，器官捐献和移植工作走上法治化道路。

2010年，启动公民逝世后器官捐献试点工作。

2011年，组织买卖人体器官罪写入《刑法修正案（八）》。

2013年，出台《人体捐献器官获取与分配管理规定（试行）》。

2015年，全面停止死刑犯器官使用。

目前，中国已成功实现移植器官来源转型，所有移植器官均来源于公民自愿捐献。当生命不可挽救时，自愿、无偿捐献器官，让生命以另外一种方式延续，正在成为越来越多人的选择。

2018年3月31日，国家卫生健康委员会副主任、中国红十字会副会长王贺胜在2018全国人体器官捐献缅怀纪念暨宣传普及活动中说，经过不懈努力，我国已初步建立了捐献、获取与分配、移植、移植后登记及监管五大工作体系，开通了器官转运的绿色通道，实现了器官科学公正分配。未来，将继续推动建设与经济社会发展水平相适应的器官移植工作体系，不断开创器官捐献与移植事业新局面。

2018年5月24日，第71届世界卫生大会"器官移植服务的全民覆盖"主题边会在瑞士日内瓦万国宫召开。中国人体器官捐献与移植委员会主任委员黄洁夫出席会议，并做题为"实现'一带一路'倡议的中国器官移植事业"的主题发言。中国在公民自愿捐献、器官获取和分配、器官移植临床技术能力等领域的发展成就以及中国政府有关部门对器官捐献移植的监管不断加强获得了与会官员及专家代表的高度赞赏。国际器官移植协会前任主席Philip O'Connell强调，各国政府应当建立符合本国国情的器官捐献体系，努力实现器官移植自给自足。他非常认可中国模式，认为中国模式值得国际社会学习借鉴。

概括而言，我国遗体器官捐献体系包括以下方面：

1. 我国人体器官捐献法律制度日趋健全

我国最早的人体器官捐献移植的法律法规是我国台湾地区于1987年颁布的《人体器官移植条例》，其后，我国香港地区也于1995年制定了《人体器官移植条例》。

大陆方面，上海市于 2000 年颁布了《上海市遗体捐献条例》；深圳特区于 2003 年颁布了《深圳经济特区人体器官捐献移植条例》；福建省于 2005 年颁布了《福建省遗体和器官捐献条例》。

2006 年 3 月，原卫生部出台了我国第一部人体器官捐献移植部门规章《人体器官移植技术临床应用安全管理暂行规定》，于 2006 年 7 月 1 日起生效。

2006 年，原卫生部下发了《关于对医疗机构和医师实施人体器官移植执业资格认定有关工作的通知》，进一步规范器官移植执业资格认定。

2006 年 10 月，全国人大常委会通过《关于修改〈中华人民共和国人民法院组织法〉的决定》，修改为："要求死刑的核准权 2007 年起收归最高人民法院统一行使。"

2007 年，国务院颁布了《人体器官移植条例》，开创了我国人体器官移植的法治进程。

2007 年 6 月，原卫生部发布了《关于境外人员申请人体器官移植有关问题的通知》，对我国境内外器官移植活动进行了规范。

2009 年，原卫生部发布了《关于进一步加强人体器官移植监管工作的通知》，出台了《关于规范活体器官移植的若干规定》。

2010 年，原卫生部发布了《关于加强人体器官移植数据网络直报管理的通知》、制定了《中国人体器官捐献试点工作方案》。

2011 年，全国人大常委会通过了《刑法修正案（八）》，明确禁止人体器官买卖，确认人体器官买卖行为为犯罪行为，增加了"组织买卖人体器官罪"。

2011 年，原卫生部和中国红十字会联合下发《人体器官捐献登记管理办法（试行）》和《人体器官捐献协调员管理办法（试行）》，进一步规范了人体器官捐献报名登记和协调员管理工作。

2012 年，原卫生部、中国红十字会总会发布了《关于进一步推进人体器官捐献工作的意见》。

2012 年，中华医学会器官移植学分会发布《中国心脏死亡器官捐献工作指南》。

2013 年，国家卫生计生委颁布了《人体捐献器官获取与分配管理规定（试行）》。

2013 年，国家卫生计生委发布《脑死亡判定标准与技术规范》。

2013 年，中共中央办公厅、国务院办公厅下发《关于党员干部带头推进殡葬改革的意见》，鼓励党员干部逝世后捐献器官和遗体。

2015 年，中国医院协会人体器官获取组织联盟（OPO 联盟）发布了中国首部《中国器官捐献指南》。

2. 成立了专门的器官捐献和移植组织机构

2010 年 9 月，中国红十字会总会和卫生部印发《关于成立中国人体器官捐献工作委员会和中国人体器官捐献办公室的通知》（红总字［2010］70号），中国人体器官捐献工作委员会和中国人体器官捐献办公室开始正式设立。

2012 年 7 月，中编办印发《关于设立中国人体器官捐献管理中心的批复》（中央编办复字［2012］151 号），同意中国红十字会总会设立中国人体器官捐献管理中心，主要负责捐献相关工作，包括宣传动员、报名登记人体器官捐献、对器官捐献进行见证、公平分配捐献器官、对捐献进行救助激励、缅怀纪念及建设相关信息平台等。

2014 年 3 月 1 日，国家卫生计生委人体器官移植技术临床应用管理应用委员会（OTC）与中国红十字会总会人体器官捐献工作委员会（CODC）合并，成立中国器官捐献与移植委员会。

2014 年 3 月 20 日，中国医院协会人体器官获取组织联盟（OPO 联盟）在广州成立，标志着我国人体器官捐献的监管工作步入了法治轨道并与国际接轨。

3. 建立了移植器官获取与分配系统

2013 年 8 月，国家卫生计生委制定了《人体捐献器官获取与分配管理规定（试行）》，对人体器官获取组织（OPO）的成立进行了具体规定，OPO 由人体器官移植外科医师、神经内外科医师、重症医学科医师及护士等组成，并由该组织组建人体器官捐献协调员队伍，强调协调员队伍必须具备专门技术和资质。

根据《人体器官捐献协调员管理办法》规定，人体器官捐献协调员是指获得中国人体器官捐献管理中心认定资格，从事人体器官捐献协调工作的人员。人体器官捐献协调员的职责包括：①开展人体器官捐献知识及政策的普及、宣传和咨询工作，动员社会公众参与人体器官捐献，管理人体器官捐献自愿登记者信息。②向潜在捐献者家属讲解人体器官捐献相关知识、法律法规及政策；了解潜在捐献者病情演变、死亡判定过程及家庭情况，并按有关要求收集、整理、上报相关信息及资料。③见证器官分配过程，联系、协调器官获取组织；见证器官获取和遗体复原过程；参加对捐献者的现场默哀仪式。④器官获取完成后，与器官获取组织人员完成工作交接，按照要求收集整理相关资料，报地方管理机构存档。⑤参与缅怀纪念捐献者和慰问救助家属的工作。⑥完成中国人体器官捐献管理中心或地方管理机构交办的其他业务工作。

为最大程度地公平、公正、公开地解决器官分配问题，2009 年香港大学受原国家卫生部委托负责开发中国器官分配与共享系统，试图根据患者病情的缓急、供受体器官的匹配程度等国际公认的医学指标对患者进行排序，利用计算机自动配型来严格遵循器官分配政策，从而排除人为因素的干扰，建立起一个自动化计算机系统。2010 年 3 月，天津、辽宁等 11 个省市启动了人体器官捐献试点。试运行期间共有 38 家器官获取组织，在器官分配与共享系统的计算机上，实施了 353 位捐献者捐献的 720 个大器官的自动分配。2011 年 4 月，全国 164 家器官移植医院正式开始了中国器官分配与共享系统的运行。为了使所有的捐献器官全部进入器官分配系统，2013 年 8 月，国家卫生计生委制定的《人体捐献器官获取与分配管理规定（试行）》规定严格禁止任何机构、组织和个人擅自在器官分配系统外分配捐献器官。

为积极推进人体器官捐献与移植工作，进一步规范人体器官获取，完善人体器官获取与分配体系，推动人体器官捐献与移植事业健康、可持续发展，国家卫生健康委对《人体捐献器官获取与分配管理规定（试行）》（国卫医发〔2013〕11 号）进行修订，形成了《人体捐献器官获取与分配管理规定》，自 2019 年 3 月 1 日起施行，原《规定（试行）》同时废止。

4. 开通了在线器官捐献意愿登记系统

目前，我国有两个网址可以在线申请登记器官捐献，也可以随时取消登记。

（1）国家卫计委、"国际扶轮 3450 地区"合作实施的"施予受"器官捐献志愿者登记网站（www.savelife.org.cn），每位中国公民都可根据自己的意愿在线登记自愿捐献器官，并有权随时修改或取消捐献登记。

经国家卫计委批准的，各地获得国家专业资质的器官获取组织及专业器官捐献协调员，可登录该网站，根据志愿者登记的器官捐献意愿，在其身后及时将相应器官取出挽救他人的生命。

据中国的器官捐献与移植相关伦理法规，公民器官最终是否捐献，除个人生前的意愿表达，还取决于他（她）在弥留时是否符合器官捐献的医学状态（世界卫生组织规定的脑死亡或不可避免的心跳死亡），并需得到公民近亲属（父母、配偶或成年子女）的同意。因此，"施予受"器官捐献志愿者登记网站建议，志愿者需将自己身后捐献器官的意愿告知家人，以获得家人的理解和支持。

（2）中国红十字会中国人体器官捐献管理中心网站（http：//www. rcsc-cod. cn）。

该网站的报名登记须知载明：遗体和人体器官捐献遵循"自愿、无偿"的原则；捐献发生在逝世后，不会影响对您的抢救和治疗；最终能否实现捐献，需经医学评估和家属同意；请将捐献意愿告知家人，获得家人的理解和支持；如果捐献意愿发生改变，随时可以变更或撤销。

总之，在政府和相关部门的努力下，我国已经初步建立了器官捐献移植体系，公民自愿捐献在稳步上升，目前器官捐献在数量上已处于亚洲国家首位，百万人口遗体器官捐献率达到2%左右。尽管如此，与每百万人口器官捐献率高达39%的西班牙和克罗地亚相比，中国的器官捐献率尚处于世界器官捐献率的倒数位，器官移植供需缺口依然很大。正如中国红十字总会常务副会长赵白鸽表示，尽管器官捐献工作成绩显著，但"仅是万里长征迈出的第一步"。因此，对于我国器官移植来说，提高器官捐献率、缩小器官移植供需缺口是我国目前面临的迫切的重大现实问题。

5. 建立了器官捐献协调员制度

器官捐献协调员是一个鲜为人知的新职业，在器官捐献劝捐的环节起着关键性的作用，如潜在捐献者的发现、家属意见的征询、信息的沟通交流、捐献全过程的参与、捐献后家属的心理抚慰等都需要器官捐献协调员的参与。发现潜在捐献者时，器官捐献协调员要选择适当的时机切入，与家属进行耐心细致的沟通，包括讲述器官捐献的意义，对家属进行人文关怀等。目前，中国器官捐献协调员队伍还比较薄弱，很多医院都是以医护人员作为兼职器官捐献协调员来行使专职器官捐献协调员的职能，虽然医护人员医学素养较高，但毕竟不是专业沟通协调者，应当让专业的人做专业的事。因此，建议各级红十字会组建专门的器官捐献协调员队伍，并使之职业化，只有这样才能更好地提高民众的捐献率，改善目前器官供体极其短缺的局面。

三、影响公民遗体器官捐献的因素

对于我国公民逝世后器官捐献率低的原因，专家学者们进行了分析和总结。王慧慧（2015）归结为两方面的原因：①法律不完善抑制捐赠意愿：立法进程缓慢，管理机构缺位，临床死亡判断标准仍不明晰。②配套不完善影响社会参与：缺乏协调配合机制，配套救助政策缺失，器官分配与共享体系透明度需加强。① 王彧、柏宁、尹梅（2015）认为，当前推进我国器官捐献工作面临的主要困境为：信任危机问题、传统观念问题和组织协调问题。解决对策：以国家政府成立或指定专门机构来组织监管器官捐献工作更能赢得公众的信任；因势利导确立合理恰当的激励机制以激发民众的捐献热情；加强器官捐献中相关部门之间的组织协调以提高工作效率。②

杨颖、黄海、邱鸿钟（2014）采用随机整群抽样法，以北京、上海、重庆和广州 4 座城市 900 名不同社会阶层的人群为研究对象，应用自制的公众对人体器官捐献的认知、态度和行为调查表进行问卷调查。结果显示：影响捐献的主要因素为：中国传统文化和观念、不了解遗体捐献程序和法规制度，担心同意器官捐献后医院会因此而消极治疗。③ 许卫平（2015）认为，导致我国遗体器官捐献紧缺的原因有：根深蒂固的传统思想、缺乏捐献的可行途径、缺乏健全的法律法规、缺乏科学的管理措施、缺乏遗体器官捐献的管理平台。我国遗体器官捐献体系的路径选择有：营造积极的社会舆论、健全相关的法律法规、建立有效的激励机制、建立捐献的基层组织、建立公正的调配机制、进行全方位的人文关怀。④ 李添楠、高艺、王名超等（2016）通过对山东省四所高校在校大学生的问卷调查，及对其他高校的网络调查，发现影响大学生遗体器官捐献意愿的因素主要为传统观念以及相关法规不完善。⑤

也有学者指出：社会文化模式的差异是造成东西方遗体器官捐献意愿差异的重要原因。西方社会崇尚以"个人为本位"的社会生活模式，家庭普遍尊重捐献者本人的意愿，遗体器官捐献容易得以实现；东方尊崇以"家庭为本位"的社会生活模式，个人的意愿常常需要考量家庭因素的影响，志愿者的捐献意愿必须要考虑到家人的情感，这就导致部分志愿者的捐献意愿往往因家属的反对而流捐。中国是一个极为注重家庭情感的国度，个人作为家庭的一员，个人的思想和行为很大程度上受制于家庭。大多数中国家庭很少能接受亲人的遗体捐赠意愿，认为捐献遗体器官会破坏遗体的完整性，从而伤害了家庭

---

① 王慧慧. 器官移植，还需越过多道坎 [N]. 安徽日报，2015 - 04 - 24 (5).

② 王彧，柏宁，尹梅. 对我国遗体器官捐献困境的分析与研究 [J]. 医学与哲学，2015，36 (4)：13 - 15.

③ 杨颖，黄海，邱鸿钟. 我国公民逝世后器官捐献意愿调查及影响因素研究 [J]. 中国医院，2014，18 (3)：18 - 19.

④ 许卫平. 我国遗体器官捐献的伦理研究 [D]. 湖南工业大学博士学位论文，2015.

⑤ 李添楠，高艺，王名超等. 山东省大学生遗体器官捐献意愿的调查分析 [J]. 管理观察，2016 (10)：86 - 88.

情感，个人顾及到家庭情感，往往被迫放弃捐献。

田丽娟、於晓芳、朱小洁等（2018）对中国民众器官捐献意愿及影响因素进行了文献分析。笔者以"捐献＋调查"为检索式，在中国知网（CNKI）检索到符合条件的关于器官捐献的调查类文献 85 篇，使用 Excel 软件对符合条件的文献进行整理分析。结果发现，器官捐献相关论文逐年增加，国家各级部门对器官捐献研究的资助力度也越来越大，2003 年之前民众捐献意愿波动较大，2003 年后民众捐献意愿逐渐趋于平稳，2013 年后更加趋于平稳，影响被调查者器官捐献意愿的因素包括学历、职业、年龄、健康状况、是否有移植亲属、传统思想观念、家属不支持、器官捐献相关法律法规不健全、被调查者对器官捐献认知较差、捐献程序烦琐、宣传教育力度不够、信任缺失、担心损害健康、捐献机制不健全、捐献协调员未起作用 15 大类。[①]

从以上文献来看，传统文化是影响公民逝世后器官捐献的重要因素已成为大家的共识。可是，传统文化中的哪些因素在影响遗体器官捐献？影响的机理是什么？应该怎样对待这些传统文化因素？对这些问题必须深入思考。遗憾的是，对于影响器官捐献文化因素的深入、系统研究尚未见到。

郭玉宇（2016）的论文对本书具有启发意义。他认为：身体文化以及相关的传统生命伦理思想，如死亡伦理观、丧葬习俗和孝道观等，成为制约中国人遗体捐献行为的重要文化因素。传统身体文化在形而上的层次上决定了中国哲学的特点，在形而下的具体生活中，影响了中国人重视身体的行为方式。[②]身体是自我的始基，生命及其丰富多元的样式以身体为实体呈现出来，在现代技术背景下，很多伦理问题都需要通过"身体"来表达，身体在技术和伦理之间的联结作用日益凸显。于是，身体观与身体伦理开始进入生命伦理学视野，并日益成为学界讨论的核心与热点问题。

在中国语境下，身体至少包含了两个维度：其一是感知的、体验的身体，也即梅洛·庞蒂意义上的"活生生的身体"；其二是由社会关系和文化、习惯、价值观共同塑造的身体，也即唐·伊德意义上的"文化建构的身体"。[③]

身体伦理以物理性的躯体为出发点来考量个体的在世方式。身体观与身体

---

① 田丽娟，於晓芳，朱小洁等. 基于文献分析的中国民众器官捐献意愿及影响因素研究［J］. 卫生软科学，2018，32（3）：50－53.

② 郭玉宇. 我国遗体捐献困局与传统身体文化关系的伦理探析［J］. 医学与哲学，2016，37（5）：22－27.

③ 陈桂荣. 基于身体伦理视角的人体器官交易合法化辩驳［J］. 昆明理工大学学报，2015，15（4）：1－7.

伦理与当代遗体器官移植事业有着潜在的千丝万缕的关系。人无法完全回避自己的身体，身体之实存，既是人自我理解和相互理解的逻辑前提，又是人与自然、社会"对话"的起点与媒介。我们可以通过对身体伦理的发掘、整理与分析，来揭示中国传统文化对于遗体器官捐献的影响，并在新的技术条件和社会环境下，对传统身体文化进行新的阐释，一方面，使当代器官移植和器官捐献事业获得伦理的根基与传统文化的支持；另一方面，也使传统文化通过适应性改造，成为推动我国遗体器官捐献事业的强大动力。

四、从活体器官移植的道德争议看公民逝世后遗体器官捐献

器官移植技术被称为 21 世纪的"医学之巅"，它使众多濒临死亡的重症患者获得重生。譬如，肝移植是目前治疗终末期肝病唯一的有效方法，中国是肝炎大国，每年死于肝病的患者有 55 万人。此外，中国等待肾移植、心肺移植的患者也不在少数。[①] 目前，中国正在加大器官移植基础研究和临床实践经费投入，重视器官移植伦理问题，规范器官移植活动。

活体器官移植是在不造成本质健康损害的前提下，健康的成年人将生理及技术上可以切取的成对器官中的一个或具有良好再生与适应能力的器官，如肾、肺、肝、小肠等移植给患者，以挽救患者生命的医疗技术。2000 年，陈忠华从英国剑桥大学回国后，开始在中国推行活体器官移植技术，并提出了活体器官捐献的两个策略：家庭内自救和多家庭互救。2004 年，中国活体器官移植例数占总移植例数的比例为 0.32%，到了 2007 年上升到 24.7%，并开始在全国广泛开展。[②] 很多专家推荐并宣传活体移植优势，如"肝具有很强的再生能力""活体移植的存活率和排异反应都优于尸体移植"。媒体上关于活体捐赠的报道比比皆是，在社会上流传着"母亲为儿捐肝"等动人的生命故事。但同时，对于活体器官移植也不乏质疑的声音。2012 年，中国人民解放军总医院第八医学中心器官移植中心石炳毅教授表示，器官活体捐献存在巨大风

---

① 鲁迪，江金财，徐骁. 2012 中国器官移植大会会议纪要 [J]. 中华移植杂志（电子版），2012，6（4）：282 - 286.

② 刘永晓. 一只健康肝的旅行——对中国肝移植的观察 [N]. 健康时报，2011 - 01 - 20（2）.

险，是否会对捐助者身体造成不可逆的损害尚不得知。①

因此，梳理并分析活体器官移植面临的道德争议，并寻求化解途径与现实出路，是摆在我们面前的伦理与现实问题。

（一）活体器官移植面临的道德争议

社会道德的复杂和活体器官移植内在的道德矛盾，使得该技术从一开始就充满了争议。

1. 反对者的观点

中国学界对活体器官移植的反对以张赞宁和朱伟为代表。张赞宁（2006）提出了反对活体器官移植的四条理由：①摘取活体人体器官是极不人道的。原因之一，目前器官移植尚未达到理想的安全程度，其所取得的效益与对供体造成的伤害相比，远未达到人们的期望。原因之二，违背了"不伤害原则"这一医学基本要求，目前世界上多数国家均禁止活体器官捐献。②活体捐献器官和活体摘取器官均与现行法律相悖。其一，《中华人民共和国民法通则》第九十八条规定："公民享有生命健康权。"这意味着任何人都无权以伤害他人为代价，来挽救另一个人的生命或健康，即使是自愿也不行。其二，中国现行法律仍将造成重要器官的缺失、部分缺失或造成重要器官功能大部分丧失或损害的作为"重伤"或"轻伤"的鉴定标准。③人类应坦然面对死亡，医学不应过多干预生命。④活体捐献器官一旦立法，会给亲属间造成心理阴影。②

朱伟（2016）认为：①当风险收益比不是针对同一人群，如让某一人群纯粹冒风险，而另一人群获得利益，并以此论证让某一人群接受风险的合理性，是毫无道理的。②到底在多大程度上为亲人捐献器官是出于他们自己的愿望，而不是为了迎合家庭的利益被迫作出的牺牲，不得而知。③以鼓励活体器官捐赠来增加器官的来源，是一种本末倒置的做法。③

2. 支持者的观点

从检索到的文献来看，支持活体移植的占绝大多数，归纳支持的理由，主要有以下几个方面：

（1）中国器官移植已经取得长足的发展，活体移植技术也越发成熟。

从医学角度来看，活体器官质量要优于尸体器官——活体器官"冷缺血

---

① 专家称活体器官移植风险大，或致供体不可逆损伤［EB/OL］. http://health. sohu. com/2012 1205/n359587806. shtml，2016 - 07 - 19.

② 张赞宁. 应紧急叫停活体捐献器官［J］. 医学与哲学（人文社会医学版），2006，27（12）：62 - 63.

③ 朱伟. 反对活体器官移植的伦理论证［J］. 中国医学伦理学，2006，19（10）：7 - 10.

时间"短而极少出现移植功能延迟，术后患者的急性排斥反应发生率及失败率都较低，患者的存活率高。特别是亲属间的器官捐赠，由于组织配型适配率较高，组织相容性更好，可降低移植排斥反应，减少受者服用抗排斥反应药物量，降低药物对患者机体产生的副作用，有利于患者健康。①

梁涛、蔡明、李州利等（2010）总结了中国人民解放军总医院第八医学中心器官移植中心 2006 年 1 月至 2008 年 3 月开展的 65 例活体肾脏移植手术效果，65 例活体供肾移植手术均获成功，人/肾一年存活率为 100%。65 例供者中 1 例出现附睾炎，1 例出现泌尿系统感染，经治疗后均痊愈，其余供者无并发症出现。术后随访所有供者肾功能均正常，供者单肾存活定期体检及生活质量无明显异常，说明亲属捐献一侧肾脏是安全的。当然，该文也指出，随访时间仍然较短，需要长期跟踪随访，为活体供肾移植的开展提供可靠的数据。②

2012 年 10 月，在中国器官移植大会上，南京医科大学第一附属医院王学浩院士分析了活体肝移植的优势和特点，指出活体肝移植仍然是扩大供肝来源的主要手段。王学浩院士介绍了一组 48 例亲体肝移植治疗肝豆状核变性的研究，这是目前国际上最大的一组研究，受者 1 年、3 年、5 年生存率均处于国际领先水平。③

（2）活体器官捐献是患者亲人的强烈心愿。

对"亲人"的爱是活体器官移植的原动力，是活体器官移植赖以实施的情感基础（王海艳，2010)④。李艳（2007）在河南省郑州、洛阳、开封、南阳等城市随机选取 600 名居民，进行有关健康人作为器官移植供体的随机抽样问卷调查。调查资料显示，愿意为亲属捐献肾脏的 479 人，比例高达 84.78%，愿意捐献的主要原因：为了亲情，不能见死不救的 319 人，占 66.60%；表示自己道德情操崇高的 48 人，占 10.02%。由此可见，亲属捐献器官的原因，主要是亲情使他们愿意牺牲自己的利益。⑤

① 吴洪艳. 活体器官移植供体短缺心理因素的分析 [J]. 中国组织工程研究与临床康复，2008，12（18）：3519 – 3522.

② 梁涛，蔡明，李州利等. 活体供肾与尸体供肾：1 个器官移植中心 2 年 65∶169 例肾移植效果比较 [J]. 中国组织工程研究与临床康复，2010，14（31）：5717 – 5720.

③ 鲁迪，江金财，徐骁. 2012 中国器官移植大会会议纪要 [J]. 中华移植杂志（电子版），2012，6（4）：282 – 286.

④ 王海艳. 活体器官移植的伦理审视 [D]. 广西师范大学硕士学位论文，2010.

⑤ 李艳. 河南省居民对活体大器官移植认知态度调查 [J]. 中国公共卫生，2007，23（6）：758.

（3）活体器官移植符合有利原则。

活体器官移植的目的是减轻病人的痛苦，挽救病人的生命；活体器官移植与尸体器官移植相比更有优势，更有利于提高移植效果和移植后患者生命质量；活体器官移植是对供受双方意愿的满足和成全；活体器官移植可以达到有利的整体效应，对供者的伤害是供者自愿追求和可以承受的，而对受者的益处是生命的获救，是生命的延续。①

（4）法学界用捐献人自我决定权或受害人承诺来论证活体捐献的合法性。

童兴飞②（2015）认为，人体器官移植中的自我决定权可以理解为，在明确有关器官移植风险及影响的情况下，当事人自由决定是否进行器官捐献和接受移植，家人、医生及其他相关主体应当充分尊重并尽量满足其决定。当然，受体和供体双方作出的决定必须是基于其真实意愿，若是通过胁迫、诱惑等方式对当事人特别是供体的自由决定造成影响，就不能认为是当事人的自主决定，自然也就侵害了当事人的自我决定权。

所谓"受害人承诺"，又称"权利人承诺"或"受害人同意"，指受害人基于自己的自由意志，自愿承诺放弃刑法所保护的相关合法权益，并同意他人对自己所放弃权益的侵害行为（李晓瑜，2016）。③

当然，无论是自我决定权还是受害人承诺都有边界和限制。一般说来，自我决定权的行使以对他人权益不造成侵害、对自身不造成严重伤害为前提，若因器官移植使供体受到本质伤害或者供体欲以器官移植的形式结束生命，则该类器官移植是不被允许的；捐献人承诺仅限于自己的身体健康权，排斥对生命权的不利承诺，若器官摘取行为具有明显致命性，则该承诺无效。

（二）活体器官移植道德争议的解决途径

客观地说，健康人捐献器官是家庭的不幸，也是社会的不幸，是一种无奈之举。陈忠华逐渐从活体移植手术的推动者，变成了一个沉默者，几年来的实践让他意识到活体移植其实并不是一件应该被大力渲染的事。陈忠华（2008）曾谈道："活体移植是以鲜血、痛苦、健康甚至死亡为代价的。这种方式无论是在过去、现在，抑或将来，无论在国内还是国外，都不会成为移植手术的主流，只能作为无可奈何时的一种替代品。"④ 黄洁夫（2015）在接受中国青年

---

① 王海艳. 活体器官移植的伦理审视 [D]. 广西师范大学硕士学位论文，2010.

② 童兴飞. 人体器官移植中自我决定权的行使边界 [J]. 人民检察，2015（23）：68-70.

③ 李晓瑜. 受害人承诺刑法问题研究 [J]. 医学与法学，2016，8（3）：17-22.

④ 陈忠华. 活体器官移植在用鲜血甚至死亡做代价 [EB/OL]. http：//health. sohu. com/2008 1125/n260822912. shtml，2016-07-19.

网记者采访时表示：活体器官移植不是国家鼓励的，是不得已而为之；我们当然鼓励公民逝世后器官捐献这一大爱行为；活体的捐献要控制。①

支持活体器官移植的理由让我们振奋，但反对的观点也令我们沉思。总体看来，活体器官移植既有伦理价值，也有伦理难题，要辩证地看待这项技术，不应该简单地绝对禁止，更不能滥用，而应该在自愿、无偿、尊重、有利等生命伦理原则指导下审慎进行。为此，我们提出解决活体器官移植道德争议的现实选择与理想选择。

1. 面对道德争议的现实选择

近年来，美国和不少欧洲国家开始加大对活体器官移植的管控力度，学术也对活体器官移植尤其是活体器官的获取提出种种担心和疑虑。但不可否认的是，活体器官作为移植器官的重要来源之一，在尸体捐献数量有限及其他安全有效的替代方法（如异体器官、人工器官）尚未出现之前，活体器官移植仍将继续存在。因此，对于活体器官移植我们所要做的，不是简单地一概停止，而是进一步规范活体器官移植，切实维护供受双方尤其是供方的利益，保证活体器官移植的道德可接受性。为此，本书提出了应对活体器官移植道德问题的两条现实选择：

（1）成全供受双方的心愿，"两害相权取其轻"。

在特定的情境下，不进行活体器官移植就不能挽救患者的生命，而进行活体器官移植就会损害供体的健康利益。我们认为，在供受双方自愿申请开展活体器官移植的情况下，应该"两害相权取其轻"。只要供者的基本生存质量不受影响，且对受者而言有良好的效果，供受双方的意愿就应得到社会的协助。因此，不能一概认为"活体摘取人体器官是极不人道的"。当然，朱伟反对活体器官移植的第三条理由是极具价值的。我们也认可"以鼓励活体器官捐赠来增加器官的来源，是一种本末倒置的做法"，活体器官移植确实是一种令人心痛的选择，是不得已而为之，其实质是一种悲剧，我们尽力去减少乃至避免。

（2）尽量降低对供者的伤害，努力提高移植质量。

对于张赞宁"任何人都无权以伤害他人为代价，来挽救另一个人的生命或健康，即使是自愿也不行"的主张，本书并不完全认同。在一个自由的体制中，医生无权以伤害他人为代价来挽救另一个人的生命；但与此同时，以利

---

① 使用死囚器官是历史难堪一页［EB/OL］. http：//d. youth. cn/sk/201503/t20150313_ 6524457_ 4. htm，2016 - 07 - 19.

他为目的的自愿行为被认为是高尚的，如果是捐献人自愿申请，就是对身体权的合理处分，是合理的"受害人承诺"，而医生出于救死扶伤的职业责任应对适宜的、技术上有保证的活体器官捐献予以协助，以使供受双方的心愿得以实现。由此看来，朱伟提出来的第一条理由并不能从根本上否定活体器官移植，只是提醒我们，要保护供者，尽量降低对供者的伤害，把伤害降低到可以接受的程度，同时努力提高移植技术水平，保证受体移植后的生命质量。

2. 解决道德争议的理想途径

（1）发展器官移植新技术。

近日，哈佛大学科研人员表示他们已经有能力制造一些带着血管的人体组织，而采用的技术就是3D打印。该科研团队负责人材料学家珍妮弗·路易斯（Jennifer Lewis）表示："我们认为目前取得的进展至关重要，我想它将带领我们最终实现人造器官。"人们希望3D打印技术能够将完整的血管结构置入到人造器官中，这些更为细小的血管将与其他人体组织一道生长。

2015年10月初，世界顶级科学刊物《科学》发表了一篇重要的研究论文，论文作者美国哈佛大学科学家乔治·彻奇（George Church）使用CRISPR/Cas9基因编辑技术成功抑制了猪体内猪内源性逆转录病毒（PERV）的基因，使猪来源异种器官移植的研究进程大大推进。这一进步固然重要，但在异种器官移植的研究道路上，仍有很多难关等待科学界去逐一攻克，目前尚未达到可以用猪器官接替人类器官的程度。但是，当这些技术难题被逐一解决后，我们再也不会因缺少器官来源而让患者饱受煎熬了。

（2）强身健体、防病治病，提高民众健康水平。

国务院2016年6月印发的《全民健身计划（2016～2020年）》确定的目标是：到2020年，群众体育健身意识普遍增强，参加体育锻炼的人数明显增加，群众身体素质稳步增强。此外，要重视疾病的早期诊治。例如，肝癌可以早期诊断，早期治疗，要提高肝癌的治愈率，提高肝癌患者的5年成活率，一个非常重要的途径就是早期诊断，早期治疗。

（3）鼓励公民逝世后器官捐献。

2010年初，原卫生部启动了全国人体器官捐献试点工作。中国现在已经开始走上一条漫长的道路，通过重症监护患者死后的遗体器官捐赠来提高器官移植率。① 截至2015年12月，中国公民逝世后器官捐献者累计5734例，捐献肝、肾、心、肺、胰腺等大器官共15722个。随着社会捐献体系的逐步构建、

---

① Chapman J. R. Organ Transplantation in China ［J］. Transplantation, 2015, 99 (7)：1312–1313.

移植相关技术的日益进步和移植相关平台的发展，器官移植医学也必将日趋完善，成为治愈多种终末期器官衰竭的安全、有效、彻底的手段。① 我们相信，中国卫生当局和领先的中国专业人士将加入他们的行列，履行对国际移植界，最重要的是对需要器官移植的中国人民所做的承诺。②

① 郑树森. 中国器官捐献与移植现状 ［J］. 武汉大学学报（医学版），2016，37（4）：523 - 525.

② Danovitch G. M. , Delmonico F. L. A Path of Hope for Organ Transplantation in China? ［J］. Nephrol Dial Transplant，2015，30（9）：1413 - 1414.

第二章 人体器官移植中的伦理问题

器官移植技术（Organ Transplantation）挽救了许多生命垂危的病人，但这一技术本身面临的伦理挑战以及需多供少所带来的伦理问题，激起了人们的很大争论，必须对器官移植进行合乎伦理的应对。英国学者兰姆说："器官移植的历史，一方面是科学技术的成就史，另一方面也是一部道德焦虑和冷峻的道德思考史。"

本章将从器官移植的伦理依据、人体器官分配的伦理准则、人体器官移植的伦理原则等方面进行讨论。

一、人体器官移植的伦理依据

医学上的器官移植是将一个人健康的器官移植到病人体内的复杂手术，目的是替换病人因疾病丧失功能的器官。广义的器官移植还包括细胞移植和组织移植。法律上的器官移植则是指为了达到一定的治疗目的，由器官捐赠者的捐赠行为、专门医疗机构摘取器官的协助行为和植入器官的治疗行为等构成的相互独立、相互联络的关联结合行为。在器官移植中，捐献器官的个体叫供体，接受器官移植的则被称为受体。

自20世纪中叶以来，器官移植的免疫学理论逐渐建立并不断完善，器官移植手术技术和围手术期治疗水平不断提高，新型免疫抑制药物不断涌现并应用于临床，肾、肝、心脏、胰腺、小肠移植等相继获得成功，器官移植患者的生存率和生活质量显著提高，器官移植技术已经成为公认的治疗各种终末期器官疾病的有效手段。

器官移植要取得成功必须具备以下几点：①供受者的选择问题，术前首先必须进行供、受者特异匹配的选择，而且必须遵循不同移植术的不同免疫学和非免疫学的选择的基本原则和要求；②器官在整个移植过程中要始终保持有足够的活力；③使移植物在受者体内能长期存活下来，并维持其正常功能，预防和控制移植物因免疫和非免疫因素导致的近期或远期丧失功能。

器官移植技术的临床应用，在向人类展现美好的希望曙光的同时也引发了诸多伦理问题。我们在明确器官移植概念的基础上，从伦理层面厘定器官移植的道德性质。

1. "有利"是对器官移植技术的根本价值判断

器官移植的受益与代价相比而言，受益远远大于代价。1985年，美国国家卫生研究院对器官移植的经济效益和社会效益作过深刻评价，认为虽然国家为器官移植花费巨大，但当时全美已有7万余人获益，其中2/3为青壮年，移植后50%~60%的人恢复了正常的劳动能力。

有实证材料表明：一方面，一些捐赠志愿者曾经受到社会恩惠，意欲通过器官捐赠的方式回馈社会。另一方面，器官受赠人可能实际上正以"回报他人"或"回报社会"的方式进行间接回报，从而使持续的匿名的礼物关系得以维持。在某些情况下，受赠人还可能要求其家人和朋友通过捐钱、捐血等来补偿他们使用的器官。所以，器官捐赠并非单一的义举，而是和整个社会的利他行为绑定在一起的。

但亦有对器官移植价值持批评态度者，他们认为器官移植经济负担沉重、供体有限、花费昂贵，在美国等发达国家，肾脏、心脏、肺等大器官移植常需几万到几十万美元，少有个人能够支付，势必由政府和社会资助，加重负担；器官移植短期存活虽有稳定的效果，但长期存活率仍很难测，移植后长期免疫抑制剂的应用会使人的免疫功能低下，易感染疾病、新生肿瘤，其他并发症的发病率明显高于一般人群，移植术后心理和精神问题也常有发生。

我们认为，随着移植手术的日趋完善，加上免疫学、遗传学和基因工程技术的日新月异，器官移植技术在挽救生命的过程中将会扮演越来越重要的角色，造福更多的患者。

2. "善"是器官移植技术的根本道德属性

"善"是伦理学中最基本的范畴。"善"是事物所具有的能够满足主体需要、欲望、目的的属性。或者说，"善"就是那种既符合人们的要求，又符合外部现实性的实践活动。

"善"又分为"内在善"和"外在善"。所谓"内在善"，是其自身就是可欲的、能够满足需要，就是人们追求的目的的善。所谓"外在善"，是其结果是可欲的、能够满足需要，从而是人们追求的目的的善。

从器官移植技术发展的内在动机来看，器官移植技术一开始就是服务于挽救病人生命、减轻病人痛苦、提高人类健康程度这一医学根本目标的，就是为了使一些绝症患者摆脱绝望的境地。所以，器官移植自身就是可欲的，是一种"内在善"。

从器官移植技术的效果看，使众多绝症患者走出了濒临死亡的绝境，继续延续生命，继续为社会创造着价值。所以，器官移植是一种"外在善"。

可见，"善"是器官移植技术的根本道德属性。当然，器官移植技术也面临诸多的道德问题与伦理困扰，必须深入地思考和审慎地应对。

3. "幸福"是器官移植技术的根本道德诉求

幸福是伦理学上的又一个重要范畴，伦理学所讲的"幸福"，是指人们对生活的感受和评价。就一般含义而言，幸福就是人们在物质生活和精神生活中，由于感受或意识到实现了自己的目标和理想而产生的一种精神上的满足和愉悦。移植的供体和受体都在参与器官移植技术的过程中感受到了幸福，增强了幸福体验。

一方面，器官移植能够使受体感受到巨大的幸福。健康是人生幸福的自然客观前提，肉体的缺憾与痛苦，精神心理的创伤难以获得幸福感。在器官移植中，受体往往是深陷困境的绝症患者，他们在危难之际获得其他社会成员的帮助内心会感到无比的幸福，在成功接受移植手术重获新生之际也重新体验到生命和生活的幸福。移植受者将移入的器官视为捐赠者在生命的最后时刻奉献出的"生命的礼物"（Gift of Life），并把它解释为捐赠者生命在自己身上的延续，以期能够安心地接受这一"馈赠"，而不会产生巨大的心理压力。

另一方面，器官捐献能够使供体在利他行为中完成个体道德人格的自我完善，实现最终的幸福。礼物捐赠和利他主义，即器官捐赠作为生命的赠予，是最高的美德或利他主义的表现。捐献出遗体器官以挽救生者健康，这是供者仁爱精神的体现，是实现自身价值和不朽的重要途径。"有的人活着，他已经死了；有的人死了，他还活着。"这是著名诗人臧克家的诗句。谁能虽死犹生？——遗体器官捐赠者！谁能获得最大的幸福体验？——遗体器官捐献者！

二、《世界卫生组织人体细胞、组织和器官移植指导原则》

1991 年，WHO 卫生大会就以 WHA44.25 号决议批准了世界组织人体器官移植指导原则。2008 年，WHO 在"继续审查和收集全球关于同种异基因性移植的做法、安全性、质量、有效性和流行性的数据，以及伦理问题的数据，包括活体捐献"的基础上，更新了人体器官移植指导原则，并于 2010 年 5 月在第 63 届世界卫生大会上用第 63.22 号决议批准了《世界卫生组织人体细胞、组织和器官移植指导原则》（以下简称"指导原则"），由 11 个部分组成。

原则 1 为摘取器官的许可方式。"指导原则"将"明确同意"和"推定同意"都视为合法的方式，认为采取哪一种方式要取决于每个国家的社会、医学和文化传统，由政府当局负责定义根据国际伦理标准获得和记录细胞、组织和器官捐献的同意意见的程序、本国器官获得的组织方式。

原则 2 规定了医生的回避。"确定潜在捐献人死亡的医生，不应直接参与从捐献人身上摘取细胞、组织或器官，或参与随后的移植步骤；这些医生也不应负责照料此捐献人的细胞、组织和器官的任何预期接受人"，目的是避免由此引起的利益冲突。

原则 3 是对活体捐献的规定。要求活体捐献人一般应与接受人在基因、法律或情感上有关系。活体捐献必须在真实和充分知情抉择的前提下进行。

原则 4 规定了对未成年人器官的摘取。整体上禁止以移植为目的摘取法定未成年人的细胞、组织或器官。能许可的主要例外是家庭成员间捐献可再生细胞（在不能找到具有相同治疗效果的成人捐献人情况下）和同卵双胞胎之间的肾脏移植（当避免免疫遏抑可对接受人有足够的好处，而且没有可在未来对捐献人产生不利影响的遗传病时，方可作为例外）。但在任何可能情况下都应在捐献前获得未成年人的同意。且对未成年人适用的内容也同样适用于没有法定能力者。

原则 5 是对器官买卖的禁止性规定。规定器官只可自由捐献，禁止买卖，但不排除补偿捐献人产生的合理和可证实的费用，包括收入损失，或支付获取、处理、保存和提供用于移植的人体细胞、组织或器官的费用。

原则 6 规定了禁止通过商业性的方式征求器官。可以依据国内法规，通过广告或公开呼吁的方法鼓励人体细胞、组织或器官的无私捐献。但禁止对细胞、组织或器官的商业性征求，这种商业性征求包括为细胞、组织或器官向个人、死者近亲或其他拥有者（如殡仪员）付款；该原则的对象既包括直接的购买者，也包括代理商和其他中间人。

原则 7 规定了对商业性方式获得器官的进一步限制。如果用于移植的细胞、组织或器官是通过剥削或强迫，或向捐献人或死者近亲付款获得的，医生和其他卫生专业人员应不履行移植程序，健康保险机构和其他支付者应不承担这一程序的费用。

原则 8 加强了指导原则 5 和原则 7 的规定。禁止所有参与细胞、组织或器官获取和移植程序的卫生保健机构和专业人员在细胞、组织和器官的获取和移植中牟取利益，不能接受超过所提供服务的正当费用额度的任何额外款项。

原则 9 规定了器官的分配问题。在捐献率不能满足临床需求的地方，分配标准应在国家或次区域层面由包括相关医学专科专家、生物伦理学专家和公共卫生专家组成的委员会界定，确保分配活动不仅考虑到医疗因素，同时也顾及社区价值和普遍伦理准则。分配细胞、组织和器官的标准应符合人权，特别是不应以接受人的性别、种族、宗教或经济状况为基准。且移植费用和后续费用，包括适用的免疫抑制治疗，应使所有的相关病人能够承受得起。也就是说，任何接受人都不会仅因为钱财原因而被排除在外。分配应该公平、对外有正当理由并且透明。

原则 10 是对移植程序的规定。要使细胞、组织和器官移植的效果达到最佳，需要具有一个以规则为基础的程序。该程序贯穿从捐献人选择到长期随访过程中的临床干预和间接体内疗法步骤。在政府卫生当局的监督下，移植规划应监测捐献人和接受人，以确保他们获得适宜的保健，包括监测负责其保健的移植队伍方面的信息。评价长期风险和获益方面的信息，对于获得同意的过程和充分平衡捐献人以及接受人的利益都极为重要。对捐献人和接受人带来的益处一定要大于捐献和移植引起的相关风险。在临床上没有治疗希望的情况下，不可允许捐献人进行捐献。

原则 11 是对移植透明性的规定。要求组织和实施捐献和移植活动以及捐献和移植的临床后果，必须透明并可随时接受调查，同时保证始终保护捐献人和接受人的匿名身份及隐私。

WHO 作为一个国际组织，它所制定的规则对加入组织的成员国具有普遍指导意义，但并不具有强制性。因此，WHO 的"指导原则"内容虽然全面，但许多地方都是以"由国家和当局具体定义"来指代，将具体的规则制定权交给了器官移植地的立法机构。但"指导原则"的内容代表着世界上大多数国家对器官移植规则的集体认可，对各国器官移植规则的制定仍然具有较强的指导意义。

三、《中国人体器官分配与共享基本原则和核心政策》

2018 年 7 月，国家卫生健康委员会印发了《中国人体器官分配与共享基本原则和核心政策》。该文件内容主要包括两个方面：一是中国人体器官分配与共享的基本原则；二是肝脏、肾脏、心脏、肺脏的分配与共享核心政策。

中国人体器官分配与共享的基本原则主要明确以下内容：人体器官分配与共享应当符合医疗需要，遵循公平、公正和公开的原则。中国人体器官分配与共享计算机系统负责执行人体器官分配与共享政策，人体器官必须通过中国人体器官分配与共享计算机系统进行分配与共享。保证器官分配与共享的公平性，减少因生理、病理和地理上的差异造成器官分布不均的情况。肝脏、肾脏按照移植医院等待名单、联合人体器官获取组织区域内的移植医院等待名单、省级等待名单、全国等待名单四个层级逐级进行分配与共享。心脏、肺脏按照移植医院等待名单、省级等待名单、相邻省份的省级等待名单、全国等待名单四个层级逐级进行分配与共享。全省组建统一人体器官获取组织的，起始分配层级为省级等待名单。

肝脏、肾脏、心脏、肺脏的分配与共享核心政策主要内容：①肝脏移植。肝脏移植等待者匹配名单排序的主要因素包括：医疗紧急度评分、地理因素、年龄因素、血型匹配、等待时间。其中，医疗紧急度评分包括超紧急状态评分、终末期肝病模型/小儿终末期肝病模型评分和终末期肝病模型/小儿终末期肝病模型特例评分。在同等条件下，器官捐献者家属及亲体间活体肝脏捐献者优先。②肾脏移植。肾脏移植等待者匹配名单排序的主要因素包括：等待者评分、地理因素和血型匹配。其中，等待者评分由等待时间得分、等待者致敏度、人类白细胞抗原（HLA）配型匹配度、儿童等待者优先权组成。在同等条件下，器官捐献者家属及活体肾脏捐献者优先。③心脏移植。心脏移植等待者匹配名单排序的因素主要包括医疗紧急度评分、地理因素、年龄因素、血型匹配、心脏移植等待时间、捐献者接受原则、心脏分配特例情况和心肺联合移植。在同等条件下，器官捐献者家属优先。④肺脏移植。肺脏移植等待者匹配名单排序的因素主要包括等待者评分、地理因素、年龄因素、血型匹配、肺脏移植等待时间、捐献者接受原则和心肺联合移植。在同等条件下，器官捐献者家属优先。

四、我国人体器官移植的伦理原则

2007 年 3 月 21 日，国务院第 171 次常务会议通过了《人体器官移植条例》，其中规定了人体器官移植的基本伦理原则。

1. 自愿、无偿原则

器官捐赠，不仅挽救了他者的生命，其深远意义在于拉近人们的距离，消除社会的冷漠，促进社会的团结，充当开放社会的黏合剂。

遗体器官捐献通常有两种形式，即自愿捐献和推定同意。

自愿捐献指死者生前以某种为法律或公众认可的方式表达了死后捐献器官的意愿。在英国，捐献者必须签署"器官捐献者登记表"，表示愿意在身故后捐出部分或全部器官，这种制度也被称为"告知同意"。在美国，一些州要求人们在更新驾驶执照时，声明是否愿意成为器官捐献者。同意捐献的人，驾驶执照的背后印有一张器官捐献卡。为了推动自愿捐献，一些有社会影响力的人士起到了很好的作用。例如，1997 年 8 月，英国王妃戴安娜车祸身亡，她的肺、肝、肾、胰等移植给法国、比利时、英格兰、芬兰的 6 名病人。2015 年，青年歌手姚贝娜病逝，死后捐献了眼角膜，帮助了两位陌生的病人。此外，德国、爱尔兰、荷兰、澳大利亚、日本、加拿大和新西兰也执行类似的制度。尽管有捐献者本人的捐献卡，但在大多数情况下，在尸体器官被摘除之前，还是需要得到直系亲属的同意。

推定同意，即预先默认同意。许多欧洲国家执行"预先默认同意"捐献制度，即一个人除非以书面形式表示自己不愿提供器官，否则将被默认为"同意捐助"。这种制度下，器官捐献率通常比较高。

西班牙、意大利、芬兰、挪威、希腊、瑞典在"预先默认同意"捐赠制度基础上，执行"柔性"捐献原则，潜在捐献者的家属对是否捐献器官有最终发言权，即使死者生前没有发表任何反对捐献的声明，其亲属仍有权拒绝有关机构取走死者器官。

奥地利、丹麦、波兰、瑞士、法国执行"硬性"捐献原则，家属表示不同意也没有用，有关机构不必考虑死者家属的意见。死者只要生前没有留下书面材料反对捐献器官，则被视为捐赠者。

中国对于身故后器官捐献制定了如下规定：公民生前表示不同意捐献其人体器官的，任何组织和个人不得捐献、摘取该公民的人体器官；公民生前未表示不同意捐献其人体器官的，该公民死亡后，其配偶、成年子女、父母可以以书面形式共同表示同意捐献该公民人体器官的意愿。

国际社会公认的自愿、无偿原则，就意味着反对器官捐献的商业化，禁止器官买卖。虽然通过器官买卖可以在一定程度上缓解器官供需之间的矛盾，但是我们绝不能允许器官买卖的行为，因为它对人类的危害是巨大的，它引发的伦理问题是严重的。首先，器官买卖的行为会损害人的尊严。器官是人体的一部分，是人类尊严的物质载体。如果器官像普通的商品那样可以在市场上随意买卖，那么就会把人降低到物的地位。其次，器官买卖会加剧社会不公平，导致社会矛盾激化，进而影响社会的稳定和发展。再次，器官买卖在个别地方还引发为了获取器官而绑架人口的犯罪行为。这些行为不仅危害社会稳定、败坏社会风气、扭曲人们的价值观，还会危及人类自身的生存和发展。最后，器官交易的存在也会直接影响到捐赠本身。当经济人的规则被制度化且被接受后，人们放弃利他主义的动机比放弃经济人规则更容易，一个社会中既存在器官无偿捐赠又存在市场买卖，分裂了人们的共同认知和价值观，经济利益必定打败生命赠予，成为衡量是否要捐赠的单一维度，这是对一个国家利他主义精神的践踏以及社会团结的破坏。

我国《人体器官移植条例》（以下简称《条例》）第十条规定："活体器官的接受人限于活体器官捐献人的配偶、直系血亲或者三代以内旁系血亲，或者有证据证明与活体器官捐献人存在因帮扶等形成亲情关系的人员。"按照这一规定，非亲属间的活体捐献是不被允许的。现实中的器官买卖多发生在非亲属之间，其实现的途径就是伪造法律所要求的亲属身份证明材料。

现实中曾有"外甥给舅妈""侄子给婶婶"捐献器官的假冒亲属关系案例。申请者提供的材料在形式上、内容上是完备的，但这些材料本身是虚假的、伪造的。在南京市破获的该市第一起贩卖人体器官案中，供体张某就是通过一张假身份证，冒充是患者的表弟，通过了医院的伦理审查。① 另据北京大

---

① 韩长明. 组织出卖人体器官罪取证难 [EB/OL] . http：//jiangxi. jxnews. com. cn/system/2012/05/24/011990340. shtml.

学第三医院泌尿外科报道，该院人体器官移植临床应用与管理伦理委员会在审查时，曾发现这样一个案例："儿子"给"父亲"捐献，HLA 配型 100% 匹配，所有证明材料齐全，但在伦理审查时发现两人相貌、口音差别大，经公安机关查证为伪造亲属关系。①

假冒亲属关系捐献器官的供体主要是以下三类：贫困的农村人、被高利贷追债的人、赌博输钱的人。这些人有一个共同的特点，就是急需用钱，而且都因想快速得到钱而愿意出卖自己的器官。如果医院伦理委员会只是审查书面材料，而不进行多方调查核实，很容易让犯罪分子钻空子。

《中华人民共和国刑法修正案（八）》增加了以下条款："组织他人出卖人体器官的，处五年以下有期徒刑，并处罚金；情节严重的，处五年以上有期徒刑，并处罚金或者没收财产。""摘取不满十八周岁的人的器官，或者强迫、欺骗他人捐献器官的，依照本法第二百三十四条、第二百三十二条的规定定罪处罚。"但是这两款只是强调了组织出卖或强迫、欺骗他人捐献器官的犯罪人应受到的处罚，忽视了参与寻找器官供体、"培养"器官供体的人以及开展非法器官移植的医疗机构的责任。因此，我们赞同这样的建议：①应当扩大组织出卖人体器官罪的处罚范围，应将参与寻找器官供体、"培养"器官供体的人也纳入《中华人民共和国刑法修正案（八）》的打击对象，并制定相应的适用刑罚。②将单位构成组织出卖人体器官罪犯罪主体明确规定在《中华人民共和国刑法修正案（八）》中。② 这样可以使得一些充当组织出卖人体器官犯罪"同伙"的医院或者其他组织在受到应有的行政处罚外，其直接负责的主管人员和其他直接责任人员也受到《中华人民共和国刑法修正案（八）》的制裁。这样就把其他涉及参与组织器官买卖的人都纳入了法律惩治的对象，从而加大了对买卖人体器官的打击力度。

2. 以家庭为基础的明示同意原则

世界范围内的对死体器官捐献的同意大致可分为明示同意与推定同意系统。明示同意中器官捐献是死者或其家属积极意思表示的结果，而推定同意中器官摘取是死者或有时候死者家属没有表示拒绝捐献的情况下进行的。具体地：在明示同意（Express Consent 或 Opt – in System）中器官捐献是死者或其家属积极地意思表示的结果，其逻辑结构是"不……除非……"；推定同意（Presumed Consent 或 Opt – out System）中器官捐献是死者或有时候死者家属

① 张洪宪，赵磊，侯小飞等. 亲属活体肾脏移植伦理审查中避免器官买卖的措施分析［C］. 2013年中国器官移植大会论文汇编，2013.

② 黄玉蓉. 组织出卖人体器官罪的问题［D］. 上海：华东政法大学博士学位论文，2012.

没有表示拒绝捐献的情况下进行的,其逻辑结构为"是……除了……"

虽然自愿捐献和推定同意都以个人的自主同意为基础,但是,在推定同意的政策环境中,个体要充分行使自主权需要更多的条件,包括相当的认知能力、对政策的充分了解、登记制度的完善和便捷等。在社会经济欠发达国家,教育、媒体普及率、服务可及性的滞后都会影响公民充分行使"选择退出"的权利。与富裕阶层相比,弱势群体面临着更大的"被自愿"的风险。因此,对于许多欠发达国家和地区来说,推定同意潜藏着更大的社会不公的危险。①

鉴于我国以家庭观为根基的传统文化的土壤与底蕴,我们建议尸体和器官归"家庭"(这里的家庭只指由最近亲属组成的家庭,包括父母、配偶与子女)共同所有,确认活体器官为家庭共有的"类物"。因家庭的伦理统一体的性质,器官成为家庭的公有财产,单个人不应处分,其捐献应属家庭决策的范畴。

我国采取的是以家庭为基础的明示同意原则。《条例》规定:"公民生前表示不同意捐献其人体器官的,任何组织或者个人不得捐献、摘取该公民的人体器官;公民生前未表示不同意捐献其人体器官的,该公民死亡后,其配偶、成年子女、父母可以以书面形式共同表示同意捐献该公民人体器官的意愿。"

3. 伦理审查原则

在摘取活体器官前或者尸体器官捐献人死亡前,负责人体器官移植的执业医师应当向所在医疗机构的人体器官移植技术临床应用与伦理委员会提出摘取人体器官审查申请。人体器官移植技术临床应用与伦理委员会不同意摘取人体器官的,医疗机构不得做出摘取人体器官的决定,医务人员不得摘取人体器官。

《人体器官移植条例》(以下简称《条例》)第十八条规定:"人体器官移植技术临床应用与伦理委员会收到摘取人体器官审查申请后,应当对下列事项进行审查,并出具同意或者不同意的书面意见:①人体器官捐献人的捐献意愿是否真实;②有无买卖或者变相买卖人体器官的情形;③人体器官的配型和接受人的适应症是否符合伦理原则和人体器官移植技术管理规范。经2/3以上委员同意,人体器官移植技术临床应用与伦理委员会方可出具同意摘取人体器官的书面意见。"可见,伦理委员会的审查,在人体器官移植活动中担负着无可替代的重要责任。为防范和杜绝人体器官买卖,必须切实提高医院伦理委员会

---

① 缪佳. 器官移植来源的伦理、法律和社会问题思考 [J]. 科学与社会,2012,2 (2):106 - 115.

的审查能力。

比如，伦理委员会在进行证件和身份审查时，万万不可停留于书面与形式审查，而是要察言观色，对证件和材料内容以及申请者关系的真实性进行多角度审查。再如，伦理委员可以走访供者所在社区来了解供受双方亲情的浓厚程度，以帮助其判断供者的捐赠动机是否纯正。卫生部副部长黄洁夫曾说："伦理委员会需要多领域专家加入，如伦理学、法律、财务、社保等方面，还有一些涉及卫生行政部门的社会团体。"① 因此，医院伦理委员会成员应该在掌握扎实的专业知识的基础上提升综合分析、判断和处理复杂伦理问题的能力。

有这样一个案例就很好地说明了器官捐献伦理审查委员会的功能和作用。某女性尿毒症患者的侄子表示愿意提供一个肾给姑姑，但是在医学伦理学委员会听证会上，供者的父亲也是受者的哥哥总是叹气，并说"没办法呀，没办法呀"后来，经委员们的讨论，没有通过器官移植的申请。

4. 尊重生命原则

《条例》规定："医疗机构从事人体器官移植，应当有与从事人体器官移植相适应的执业医师和其他医务人员；有满足人体器官移植所需要的设备、设施；有完善的人体器官移植质量监控等管理制度。"

尊重生命原则有两方面的要求：既要尊重供者的生命，又要尊重受者的生命。就尊重供者的生命而言：从事人体器官移植的医疗机构及其医务人员应当尊重死者的尊严；对摘取器官完毕的尸体，应当进行符合伦理原则的医学处理，除用于移植的器官以外，应当恢复尸体原貌。就尊重受者的生命而言：不仅要尊重受体生命的神圣性，还要求考虑受体术后的生存时限及生活质量；要严格掌握选择供受体和移植手术适应症的标准，不作弊大于利的手术。

5. 知情同意原则

赖先生是广西人，现年54岁。曾经是一名出租车司机。1989年，他在一次体检中被发现携带了乙肝病毒。到2002年、2003年的时候，检查显示他已经从乙肝病毒携带者转变为乙肝病人了。这时他主要吃了一些护肝的中药和西药。一直到2006年，疾病严重起来，他小便很难排解、牙龈出血、腹胀，不得已在当地的人民医院住院。后来在朋友的建议下，转院到S医院接受肝脏移植。回忆起当时的移植决定，他说：我们对肝移植了解不多。我当时想，做了肝移植后，所有的问题都没有了。我就是这么想，我不了解肝移植的详细情

---

① 宋伟，邹少欢. 依法破解人体器官移植难题［N］. 人民日报，2011－05－04（19）.

况。我家属、弟弟、女儿都说，要相信大夫，他们说要做，我们就同意做。说老实话，我以为做了肝移植，就什么问题都没有了。我还没了解到，做了肝移植后，还要吃药，每个月要打针。以为一切都好了，现在是终生吃药。①

知情同意的目的是使病人能够在充分理解他的困境后做出理性的决定。在实施器官移植手术前，应对受者和供者进行充分的告知并取得同意。知情同意必须采取书面形式。

应确保受者及家属充分了解患者病情的严重程度、治疗方案、移植的必要性、移植程序、可能的危险及移植费用等。应确保供者及家属充分了解死亡标准、摘取器官的用途、移植程序、对供者的健康影响、手术风险、可能发生的并发症及其预防措施等。

6. 公平、公正和公开原则

申请人体器官移植手术患者的排序，应当符合医疗需要，遵循公平、公正和公开的原则。在器官资源短缺、供求极不平衡的情况下，器官分配的公平、公正、公开尤为重要。

公平和公正指患者获得人体器官的机会平等，除了法定的标准和规则外，人体器官移植患者排序和器官分配不受其他因素影响。公开即器官分配工作接受社会、患者、医疗机构的共同监督。目前，我国的人体器官移植共享系统已经运行，良好的器官分配与共享体系初步构建，公平公正基本得到保证。但由于保密原则的要求，器官分配共享工作的公开只能限定在一定的范围。

应在现有体系的基础上，设立专门的管理和监督机构，对器官分配与共享进行监管，使这条原则真正得到落实。

为降低因社会贫富差距导致在移植上的实质不平等，国家已有一些措施，包括将手术后的药品费用纳入医疗保障的范畴。2012 年 7 月发布的《国务院关于促进红十字事业发展的意见》中也提出，要探索在省级以上红十字会设立人体器官捐献救助基金，为捐受双方提供必要的人道救助。这就意味着，国家不仅对捐赠者给予一定的补偿，同时对器官接受者，防止因大病返贫，也将给予一定的救助。如果这项工作顺利推行的话，将进一步落实器官移植的公平原则。

7. 保密原则

从事人体器官移植的医务人员应当对人体器官捐献人、接受人和申请人体

① 余成普. 身体、文化与自我：一项关于器官移植者自我认同的研究 [J]. 思想战线，2014，40（4）：62－68.

器官移植手术的患者的个人资料保密。捐受双方信息属于患者隐私，虽然活体器官捐献因为发生在特定对象之间，无法做到供受双方保密，但尸体器官除捐献人除了指定捐献外，供受双方资料应该做到"互盲"，更不能对社会和他人公开。

规定这条原则，首先是为了减轻受体的精神压力，避免因心理负担影响康复。其次是为了防止变化带来的风险。某地曾经发生过因为事先泄露了捐献者个人信息，捐献者后来因某些原因不能实施捐献，与之配型成功的患者家属使用不当手段"逼捐"的事例。最后是为了防止器官买卖的发生。如果供受双方资料不互盲，极有可能产生器官交易；或者在器官捐献后因双方经济差距发生给予或索取钱财的现象，演化成变相的器官买卖。因此，《条例》规定："从事人体器官移植的医务人员泄露人体器官捐献人、接受人或者申请人体器官移植手术患者个人资料的，依照国家有关法律规定予以处罚。"

五、器官移植受体伦理

1. 受体的人格同一性问题

一位50多岁的被访者移植6年后，向我叙述他移植后的身体体验：我以前总感觉自己缺点什么，又多了点什么，又说不清，反正心里不是滋味。觉得自己不正常了。我就去问医生，为什么会这样，医生说可能是移植物的排斥反应吧。我也问了其他的朋友，都是做过移植的，他们有的有，有的没有。说让我慢慢适应就行了。我现在其实也没什么思想负担了，也想开了，反正比以前好多了。这个，毕竟不是自己的，自己要注意就行，好好保养啊。让它安安心心地住在里面，别给我惹麻烦。其实，患者移植后，最担心的就是复发，怕出现这个问题，那个问题，都很麻烦。这又不是一般的小病，吃点药就行。还得要注意的，最近几年它都很听话的。①

"人格同一性"就是指人的自我或自我性在过去、现在、将来的时间流逝

---

① 余成普. 身体、文化与自我：一项关于器官移植者自我认同的研究［J］. 思想战线，2014，40（4）：62-68.

过程中具有恒定不变的同一性或同一性基础。人格同一性包含三重意义上的含义：①人格同一性是指人的机体意义上的同一性，即指人的身心结构的同一性与继承性。②人格同一性是指被社会认定的人的社会角色的恒定性。③人格同一性是指人的自我意识的同一性。

人格同一性问题与器官移植紧密相关，一个人接受了别人的器官，他还是原来的人吗？他的个性或人格是否会受到影响？有位患者在移植了一个因车祸而导致严重脑损伤的死者的心脏之后，性情大变，甚至连饮食习惯都改变了。她原来不喜欢喝咖啡，移植心脏之后变得很爱喝咖啡。她百思不得其解。后来，她向提供心脏的死者家属询问其生前饮食习惯，才得知那个死者生前很爱喝咖啡。

赫尔曼（H. Hellman）在《未来世界中的生物学》（*Biology in the Future World*）序言中曾描述了一对夫妇带了他们的孩子到法院去，要求更改丈夫的姓名，因为妻子诉说其丈夫由于器官更换太多，成了一个完全不同于以前的人，这提出了异体器官移植对受体的长远影响。

2. 我们为什么反对临床"头颅移植"

2017 年 11 月 17 日，意大利外科医生塞尔吉·卡纳瓦罗对外宣布，自己成功在一具遗体上实施了世界第一例人类头部移植手术。备受中国网友关注的是，手术实施地点就在中国，哈尔滨医科大学的任晓平教授也参与指导了这次手术。

无论是技术层面，还是伦理方面，"换头术"都是不可行的。这起头颅移植试验违反了中国器官移植有关法规，也违反了基本的伦理准则。

首先，从技术方面来看，头颅移植不同于其他器官移植，它牵扯一个中枢神经的连接问题。到目前为止，神经元不能再生已经是大家的共识。我们有千千万万脊髓损伤的患者，腰椎一折断，脊髓就瘫痪了，也就是说，自身神经稍微受点损伤就不能恢复，何况是切断之后再连接上异体呢。动物试验已经证实，脊髓是接不上去的。

除了中枢神经的连接外，"换头手术"还有一个很严重的问题就是排异反应。大家都知道肝移植、肾移植等器官移植都会有排异反应，虽然现在已经能够控制得比较好，但这毕竟只是一个小器官，对身体整体来说，只占很小的一个比例，用免疫排斥药还是可以控制。但如果是换头的话，就很难判断哪一部分算这个人的主体，哪一部分算被移植的部分，即使按照现在卡纳瓦罗的说法，头算主体，肢体算移植过来的，也很难想象要用多少免疫排斥药。光吃免疫排斥药，就会把人治死，因此从技术上是完全不可行的。

其次，从伦理方面来看，"头颅移植"存在人格、身份定位与归属方面的问题。如果真的允许"换头"，那是头算人，还是身体算人呢？对这个问题的回答，现在还是有争议的。可能有些人认为，头作为神经系统最高级的部分，可以通过神经控制全身，应该被算是人的主体。但是，人身上每一个活着的细胞都是这个人的一部分，确实有许多案例证实，器官被移植后，受体可以通过被移植的器官接收到供体信息。从某种角度来说，你存在于你身体的每一个细胞里。

最后，头颅移植违背了我国的器官移植条例。条例中明确规定了，所谓人体器官移植，是指摘取人体器官捐献人具有特定功能的心脏、肺脏、肝脏、肾脏或者胰腺等器官的全部或者部分，将其植入接受人身体以代替其病损器官的过程。其中并不包括头颅，头颅不是器官，头颅是身体的一个极其重要的部位。

3. 移植受者在心理文化上的适应问题

在对器官移植受者群体进行研究时，Joralemon 提出了与生理排异相对应的"文化排异"的概念①，将其运用在移植受者的后移植生活的解释上。他认为，环孢素作为生物免疫抑制剂虽然能够起到抵抗移入器官的生理排异的作用，但却无法避免文化上的不适应，由此提出了"文化的抑制免疫"的概念，提出了如何使移植者在心理文化上进行适应的问题。同时必须利用环孢素等抗排异药物来抑制生理排异的做法一样，为了使器官移植在文化和社会意义上同样获得成功，需要一种在文化意义上类似于环孢素的"等同物"，以抑制移植手术后的文化排异。

器官移植受者在移植手术完成之后，首先面临的是他者感（Other－ness）的冲击。在身体社会学看来，身体具有整体性，人并不是器官的总和，身体是身份的物质基础。移入器官对于受者来说并不是一次愉快的经历，器官移植手术带来的是移入器官和移入身份的双重过程，这一经历将令他们或长或短地遭遇一定程度上的身份困扰和紊乱。即使受者不知道捐赠者的身份，也会通过想象来赋予其身份和特征，从而与自身紧密联系起来。因此，陌生的器官不仅在身体上打开了一个缺口，同时也打破了自我的边界，让"我"与"他者"的身份模糊起来，在深层次触及了病人的价值观及其存在的理由。从此，相异性便进驻了自我，使得受者时常感觉到"不知道我自己是谁""我觉得身体里住

① Joralemon D. Organ Wars：The Battle for Body Parts［J］. Medical Anthropology Quarterly，1995，9（3）：335－356.

着另一个人"。

　　器官移植给受者带来了移入器官和移入身份的一种特殊的双重体验，即便受者并不了解器官捐赠者的经历和性格，也会通过想象来赋予移入器官以身份和特征。"我"与移入器官的相异性将在很长一段时间内体现在移植受者的观念中。这种相异性或许是令人痛苦的，也可能是令人欣慰的一种相对温和的文化排异，因为有些人能够很好地接受这样一种模棱两可的处境。然而不管痛苦或温和与否，相异性以及"他者感"的存在是无可置疑的①。

　　只有当移植受者真正回归和融入社会，真正意义上的移植成功才能实现。需要特别说明的是，深入剖析器官移植受者的后移植困境，并不是否定器官移植作为一项伟大的人道主义事业的巨大价值，而是在发现和剖析特定社会问题的基础上，促进这一人道事业的健康发展。

---

　　① 李怀瑞，葛道顺. 移植真的成功了吗？——器官移植受者的后移植困境及其应对策略 [J]. 山东社会科学，2018（7）：102－111.

第三章 传统身体观对遗体器官捐献的影响

身体问题是每一个人、每一个民族与文化的切身问题。人之为人的一个重要特征就是：他是作为身体而存在。身体不只是生理层面的血肉形躯，更由历史、社会、文化所建构而成。身体既是人自我理解的起点，又是人与社会、自然沟通交往的存在支点甚至价值支点。生命与死亡、脑死亡与遗体器官捐献是当下讨论的热点问题。对这些问题的讨论，回到根本，就涉及中国传统文化影响下的身体观，即对于身体的根本认识和看法。

一、儒家身体观及养生修德思想

（一）儒家的身体观

1. "身"的含义

（1）作"行为""活动"解。

曾子曰："吾日三省吾身——为人谋而不忠乎？与朋友交而不信乎？传不习乎？"（《论语·学而》）此处的"吾身"显然是作"行动"解，每天都要从三个方面反省自己的行动：为别人做事，是否尽心、忠实？和朋友交往，是否真诚？对老师所传授的知识，是否认真复习？

（2）作"躯体"解。

子曰："志士仁人，无求生以害仁，有杀身以成仁。"（《论语·卫灵公》）这里的"身"是生物学意义上的躯体。

（3）作"自身""自我"解。

子曰："其身正，不令而行；其身不正，虽令不从。"（《论语·子路篇》）子曰："苟正其身矣，于从政乎何有？不能正其身，如正人何？"（《论语·子路篇》）"身"在这里是"自身""自我"的意思。

子曰："不降其志，不辱其身，伯夷，叔齐与？"谓："柳下惠、少连，降志辱身矣；言中伦，行中虑，其斯而已矣！"谓："虞仲、夷逸，隐居放言，身中清，废中权。我则异于是，无可无不可。"（《论语·微子》）在这里"身"有"自我"或"操守"的意义。

可见，"身"在儒家思想中有双重含义：狭义即表示形躯结构，广义即指统摄形、气、心而为形神相合、身心一体的生命整体。儒家之"身"不单是形躯之身，更多时候实为生命、人格的另一种表述。生命作为一个整体，身与心、形与神、内与外、大与小、现象与本质、部分与整体始终是不可割裂地融合为一有机体而存在、成长。

2. 身心一体

儒家的"身体"是一种身心互渗的过程，心性论与身体论乃是一体的两面，没有无心性之身体，也没有无身体之心性。

孔子注重整全人格的存在，强调身心一体才能代表完整的自我。"君子有三戒：少之时，血气未定，戒之在色；及其壮也，血气方刚，戒之在斗；及其老也，血气既衰，戒之在得。"（《论语·季氏》）孔子"三戒"对人们的告诫，就是在承认人性本能和生理—身体特点的基础上，强调心理—精神调节，以保全生命的健康和人格的完善。

《大学》提出"德润身，心广体胖"，说明道德修养与身体健康是相辅相成的。《易传·文言》也说："君子黄中通理，正位居体，美在其中，畅于四肢，发于事业。"也是从身心一体的角度来谈君子修之于内而发之于外，内圣外王、和谐美好的人格境界。

3. 心为身之主宰

汉代董仲舒在《春秋繁露·天地之仁》里说："一国之君，其犹一体之心也：隐居深宫，若心之藏于胸；至贵无与敌，若心之神无与双也……内有四辅，若心之有肝、肺、脾、肾也；有百官，若心之有形体孔窍也；亲圣近贤，若神明皆聚于心也。"显然，在董仲舒看来，心是人身之君，是人之为人的决定因素，心想做什么，人身就会随心欲而动，它对人的主宰就如同皇帝对大臣的主宰一样。心是整个身体包括思想、道德、意识的中心，决定人的仁贪、善恶、贤不肖。

宋明理学强调心的主宰功能和作用。程颢说："人有四百四病，皆不由自家，则是心须教由自家。"（《近思录》卷四）朱熹说："心，主宰之谓也"，"心者，一身之主宰"。（《朱子语类》卷五）所谓一身之主宰，是指心能够统御人身体的各个部位，如耳、目、鼻、舌、身等。

4. "杀身成仁"与"舍生取义"

孔子重视生，将生命的重心放在现世，死亡虽不可避免，但他并不畏惧死亡，这是因为其将生死归于天命。生的意义在于践行上天所赋予的道德使命，故而孔子感慨"朝闻道，夕死可矣"。孔子并非不追求生命的不朽，但其所寄望的不朽不是在死后的世界，而是在现实的世界，即文明的创造与传承之历史进程中。

很多时候，死亡不仅是一种被动的行为，也可能成为一种主动的选择。当道德使命与自然生命发生冲突的时候，死亡则成为不可推辞的行为。此时的死亡并不是结束，而是生的完成，更好地诠释了生的意义。如果求生有害于仁，孔子认为应当"杀身成仁"。如此死亡便成为一种主动的行为，并不是结束，而是成全了生的意义。

尽管孔子认为在必要的时候，应该牺牲自然生命以成全道德使命，但是孔子对"杀身成仁"的态度却是慎重的。是否需要做出牺牲自我的抉择乃是取决于行为背后的价值。为了"成仁"可以"杀身"如果保全自然生命亦可以成就更大的仁，孔子则主张选择生的机会。

尽管死亡不可避免，但孟子认为不应该立于危墙之下，作无谓的牺牲，其观点有着对生命和现实的关怀。他一方面主张修身以俟命，另一方面又强调为尽道而死，才是得其正命。可见在孟子眼中，"生"固然可贵，但是在当"生"与道德使命不可得兼时，则应该舍弃自然生命，成全道德使命。孟子说："生，亦我所欲也，义，亦我所欲也。二者不可得兼，舍生而取义者也。"（《孟子·告子上·鱼我所欲也》）每个人都强烈地渴望拥有生的机会，而厌恶死亡。但是当个体的自然生命与道德使命不能两全时，孟子认为应该舍弃自然生命，而成全道德使命。

如果说在古代中国有君子与小人之分，在现代社会则有积极公民与消极公民之分。所谓积极公民，可以说是古之君子的现代传人，他们具有更高更严格的道德自觉、更强的道德勇气和道德使命感，他们是积极的行动者，不仅是环境的适应者，而且是环境的改造者；他们不仅关心自己的私人事务，而且能够积极参与公共事务，不仅能够积极地争取自己的正当权利，而且愿意为维护他人的正当权利做出自己的努力，甚至为此不惜做出某种程度的牺牲。他们是能够舍利取义甚至舍生取义的人。①

(二) 孔子的养生修德思想

子曰："志于道，据于德，依于仁，游于艺。"（《论语·述而》）"志于道"就是要确立生命的目标，"据于德"就是要找准做事的依据，"依于仁"就是要理顺待人的态度，"游于艺"就是要寻求内心的丰盈。这四个方面是孔子精神追求与生活处世的准则，是健康幸福的保证。

子曰："吾十有五而志于学，三十而立，四十而不惑，五十而知天命，六十而耳顺，七十而从心所欲，不逾矩。"（《论语·为政》）这是孔子对自己人生历程的描述，是对健康生活的总结，对人生境界的概括。

孔子一方面具有"士不可以不弘毅，任重而道远"（《论语·泰伯章》）、"知其不可为而为之"（《论语·宪问》）的执着与进取精神；另一方面也向往"暮春者，春服既成；冠者五六人，童子六七人，浴乎沂，风乎舞雩，咏而归"（《论语·先进》）的惬意与自足生活。孔子是后人崇拜敬仰的人物，被誉为千古第一圣人。孔子留给后世的财富不仅是其治国理念、道德理想，还有其既仁且智的健康行为与至善至美的人格典范。

1. 将身有节

孔子赞同"智士仁人，将身有节，动静以义，喜怒以时，无害其性，虽得寿焉，不亦可乎"（《孔子家语·五仪》）。将身有节，意即养生要有节制，主要内容包括生活起居要有规律，饮食要有节制，安逸和劳碌都不能过度。在这方面孔子是身体力行的，如《论语·乡党》记载："当暑，袗絺绤，必表而出之。……亵裘长，短右袂。必有寝衣，长一身有半。狐貉之厚以居。"这是孔子关于穿衣的行为规范。衣服是人们抵御外来疾病侵袭和保持清洁卫生的外围防线，制作衣服的主旨是防止外伤和防暑保暖，原则是轻、柔、宽。穿着要整洁、舒适，切忌紧裹身体。古人认为"衣取适体，即养生之妙药"。孔子的衣着是合乎这些要求的。

"食钮而蚀，鱼馁而肉败，不食。色恶，不食。臭恶，不食。失饪，不食。不时，不食。……肉虽多，不使胜食气。唯酒无量，不及乱。……不撤姜食，不多食。"这是孔子关于饮食的行为规范。中医认为饮食不洁不鲜、不定时、暴食偏食，都可能引起疾病。"按时节量"顺应了自然生理节律的需求，

---

① 刘传广. 从"舍生取义"看儒家传统道德思维的实践困境及其破解之尝试 [J]. 伦理学研究，2014（4）：25-30.

是饮食养生的基本原则之一。"按时节量"可以使肠胃作息适度，使免疫力增强。姜的主要成分是姜油酮等芳香性挥发油脂，有加速血液循环和解表散寒的作用。酒是柄双刃剑，少量饮酒是健康之友，因为这样可以扩张血管，促进血液循环，多量饮酒则是罪魁祸首，因为这样会使人发胖还会伤肝，导致心血管疾病发作。孔子的餐饮有节，是符合这些标准的。

"食不语，寝不言。""寝不尸，居不客。""升车，必正立，执绥。车中，不内顾，不疾言，不亲指。"这是孔子关于寝处起居的行为规范。

2. 喜怒以时

子曰："《关雎》乐而不淫，哀而不伤。"（《论语·八佾》）孔子主张喜怒以时，即善于控制自己的感情，"喜"和"怒"都要恰合时宜，不随意狂饮，不动辄暴怒。如"闻过则喜"就是"喜得时宜"，"幸灾乐祸"就是"乐不得时宜"；"若不可教，而后怒之"就是"怒得时宜"，"一朝之忿，妄其身，以及其亲"就是"怒不得时宜"。

《礼记·曲礼》中也有记载"敖不可长，欲不可从，志不可满，乐不可极。"《礼记·中庸》曰："喜怒哀乐之未发谓之中；发而皆中节谓之和。"这些都强调了为人处世要懂得节制，人的七情的调养，不可太过，亦不可不及，而是贵在致"中和"。

"喜怒以时"，不但饱含着诚恳和关爱，而且充满着愉悦和满足，能够养德养身，有延年益寿之效。"喜怒不以时"，喜则为所欲为，怒则不顾一切，"以少犯众，以弱侮强，忿怒不类，动不量力"，必当死而非其命！

3. 心态从容

"子温而厉，威而不猛，恭而安"（《论语·述而》）意即：孔子温和而又庄重，有自然的威严而并不凶狠，永远是那样安详而恭敬的神态。这是孔子的弟子们对孔子"心态从容"的描述与评价。

心态从容的人，神泰意舒，做事认真谨慎、镇静沉着、成竹在胸、不急不躁、轻重分明、先后有序。这样"临事而惧""好谋而成"才能顺天应时，取得"谈笑间樯橹灰飞烟灭"的效果。"子畏于匡"是孔子一生中遭遇的几件险事之一。当时匡人以兵围孔子，事态很严重、很危险。在这种危难情况下，孔子一不祷告求神，二不无视后果地去激化矛盾，而是脸色不变，弦歌不辍。他慰勉弟子："天之未丧斯文也，匡人其如予何？"孔子以他的宁静、从容和自信，把危难化解了。①

---

① 杨同卫. 浅论"仁者寿"[C]. 山东省医学伦理学学会第六届学术年会文集，2008.

孔子主张"毋意、毋必、毋固、毋我"（《论语·子罕》），如果能按"毋意、毋必、毋固、毋我"的原则随时警策自己，就可以随时清理内心的污染、迷惑，保持从容的心态，进入空灵洒脱的"依于仁、游于艺"的自在境界。

4. 避险慎疾

孟子曰："莫非命也，顺受其正；是故知命者不立乎岩墙之下。尽其道而死者，正命也；桎梏死者，非正命也。"（《孟子·尽心上》）君子要远离危险的地方。这包括两方面：一是防患于未然，预先觉察潜在的危险，并采取防范措施；二是一旦发现自己处于危险境地，要及时离开。

孔子的弟子子路要去卫国做大司马，可是卫国国君无力，太子无德，国内权利交错。孔子不赞成子路去，就说："危邦不入，乱邦不居，天下有道则入，无道则隐。"子路说他有信心治理好卫国。孔子便说："防祸于先而不致于后伤情。知而慎行，君子不立于危墙之下，焉可等闲视之。"

《论语·述而》记载"子之所慎：齐、战、疾。""齐"通"斋"，指的是"斋戒"。孔子对斋戒、战争、疾病抱着谨慎的态度，平时非常小心注意。孔子把这三件事并列在一起，是因为这三件事都和人类的安全密切相关，如果处理不好，人类就会受到伤害。《论语·乡党篇》载："季康子馈药，拜而受之。曰：丘未达，不敢尝。"孔子对不了解药性的药物不随便服用。孔子曾向弟子们指出君子有三戒的"慎疾"告诫："少之时，血气未定，戒之在色；及其壮也，血气方刚，戒之在斗；及其老也，血气既衰，戒之在得。"（《论语·季氏》）这是孔子根据人体的生理规律提出的养生法则，指出在一生的各个时期，人们都应当注重节制，有所"戒"，并且在不同的年龄阶段，注重节制的主要方面是不同的。

5. 乐以忘忧

叶公问孔子于子路，子路不对。子曰："女奚不曰，其为人也，发愤忘食，乐以忘忧，不知老之将至云尔。"（《论语·述而》）这里孔子自述其心态，"发愤忘食，乐以忘忧"，连自己老了都觉察不出来。孔子从读书学习和各种活动中体味到无穷乐趣，是典型的现实主义和乐观主义者，他不为身旁的琐事而烦恼，表现出积极向上的精神面貌。

孔子讲究养生，并不是单纯追求生理上的健康和长寿，相对而言，他更加注重品德修养与精神涵养。孔子曰："益者三乐，损者三乐。乐节礼乐，乐道人之善，乐多贤友，益矣。乐骄乐，乐佚游，乐晏乐，损矣。"（《论语·季氏》）仁者唾弃的是那种恃尊自恣、出入不节、沉溺于宴饮的自损于身心的快乐，仁者追求的是那种建筑在仁德之上的促和谐、利团结、助上进的于身心有益的快乐。

孔子十分注重内心的调和，保持快乐的心境。子曰："君子坦荡荡，小人长戚戚""饭蔬食饮水，曲肱而枕之，乐亦在其中矣。"(《论语·述而》) 这些都显示了孔子乐观向上的健康心理。据《史记·孔子世家》载，孔子在陈、蔡被困时，弟子们大都病卧不起，唯年高六十三岁的孔子仍安然无恙，依旧"讲诵，弦歌不止。"孔子一生志在以周公之道治国平天下，栖栖惶惶地周游列国，却不被时人重视，其心情自然不太如意，然而孔子仍享年七十有余，究其实，是由于有豁达、坦荡的胸襟。①

6. 动以养生

孔子不但精通诗、礼、乐，而且是射猎、钓鱼、驾车及登山游水等运动的爱好者。运动是孔子得以长寿的另一秘诀。

《论语·述而》载："子钓而不纲，弋不射宿。"讲述孔子不用带多钩的长绳钓鱼、不射猎停止在巢中的鸟的良好习惯。《礼记·射义》载："孔子射于矍相之圃，盖观者如堵。"可见其射术的精湛。《论语·子罕》载孔子风趣地对弟子说："吾何执？执御乎，执射乎，吾执御矣。"认为自己在驾车、射猎等运动中前者最精通些。

"智者乐水，仁者乐山。"孔子本人就是乐山乐水的智仁之人。《论语·子罕篇》载："子在川上曰，逝者如斯乎，不舍昼夜。"阐发了临水的感受。《孟子·尽心上》记载："孔子登东山而小鲁，登泰山而小天下。"抒发了登山的豪情。

运动能使身体得到锻炼，有助于增强身体各个器官的功能，改善各个系统的运转状况，能增强体质，提高抗病能力。而在运动的过程中也有利于精神的放松和心情的舒畅，这对于养生是很有益处的。②

总而言之，孔子的健康观主张的是从身体到精神、从自我到社会的综合修养，是将人与自然、人与社会联系起来，并不是单纯地追求个体的长寿，体现了一种积极的、扩张的、经世的人生态度，这些思想都完全反映了儒家思想的实质。③"养其身以有为也"(《礼记·儒行篇》) 认为健身的目的不仅是保持健康的体魄，而是应"有所为"，对社会、国家有贡献。

---

① 刘纪兴，贾海燕. 论孔子健身养生思想 [J]. 军事体育进修学院学报，2005，24 (10)：1-4.
② 马翠连. 孔子的养生思想及其精神追求 [J]. 成都师范学院学报，2015，31 (3)：62-66.
③ 陈鹏生，周明. 浅谈先秦时期养生理论的分类和内涵 [J]. 体育科技文献通报，2009 (4)：98-99.

二、孔子的死亡观及其对遗体器官捐献的启示

死亡观是人对于死亡问题的根本认识和看法，它是身体观的延伸和体现，它反映着人们对生命的价值和意义等问题的总体认识。一个民族的传统死亡观是传统文化的有机组成部分，并会直接或间接地影响到对现代"健康""遗体器官捐献"等诸多问题的认识和看法。儒学作为中国传统文化的主流，有着深远的影响，因而研究儒学的创始人——孔子的死亡观具有重大的理论和现实意义。

1. 当前对孔子死亡观的几种见解

当前，学术界对孔子的死亡观有如下几种见解：第一，孔子对"死"很少论述，采取回避或者存而不论的态度。他在《论语》中谈及死达38次，但大多是日常陈述，极少作过学术讨论。第二，孔子害怕死，忌讳谈论死。如徐宗良写道："如此说来，孔子立足现实感性生活的安宁之需要……其偏颇之处在于他只重生，而回避死。"① 第三，恋生恶死。如陈元伦写道："但实际上，人们却往往是重生轻死，乐生恶死……孔子的学生想与孔子讨论死亡问题，孔子没好气地说：'未知生，焉知死？'"②

对于第一种见解，我们可以引用冯友兰先生的话作为评述："在中国，没有正式的哲学著作的哲学家，比有正式著作的哲学家多得多。若想研究这些人的哲学，只有看他们的语录或写给学生、朋友的信。这些信写于他一生的各个时期，语录也不只是一人所记。所以他们不相联系，甚至互相矛盾，这是可以预料的。"③ 对于第二、第三种见解，我们将在下面的论述中提出不同的意见。

2. 孔子的死亡观解读

尽管孔子没有像后来的西方哲学家那样有关于生命哲学的系统论述，但他博大精深的哲学思想却蕴涵着深刻而独到的对生与死的领悟。孔子作为我国古代文化的重要象征，他的死亡观念影响到后世中国人的生存风格，并体现在传统民族精神之中。因此，对孔子死亡观的研究必须着眼于其整体哲学思想，着眼于几千年来中华传统文化的主流。当然，本书的考察只能是挂一漏万，仅在

① 徐宗良等. 安乐死——中国的现状及趋势［M］. 北京：民主与建设出版社，1997.
② 陈元伦等. 人的优逝［M］. 北京：中国医药科技出版社，1997.
③ 冯友兰. 中国哲学简史［M］. 北京：北京大学出版社，1996.

抛砖引玉。

（1）珍惜生命、反对轻生："未知生，焉知死"的入世哲学。

孔子有个学生问死的意义，孔子回答说："未知生，焉知死？"（《论语·先进》）从字面上可以这样理解：死是比生更重大的问题，只有理解和把握了生，才能感悟死；不理解生命真谛的人，是不可能去真正认识死的。从整个哲学背景来看，"儒家哲学所注重的是社会，不是宇宙；是人伦日用，不是地狱天堂；是人的今生，不是人的来世。"① 我们认为，孔子这句话的意蕴至少有两点：其一，人活着的时候就应该乐天知命，实现人生最大价值。人文意识使命感与现实感的强烈感受，是孔子思想特质的重要组成部分，他仁智并重，把人生视为提高与发展的过程，自觉感悟天命的警策，致力于仁的完成。入世在于求仁，重生的根本在于重仁。其二，死是生的自然延伸，懂得了生，自然也就懂得了死。孔子的思想臻至平和静穆，孔子的人格极富严肃进取态度，且寓乐观态度于其中，是一种学有所进、德有所达的欣欣然的"不知老之将至"的生死观，换言之，是一种自然主义的死亡观：死是生的连续环节，也是天命使然（这里天命，不是客观唯心主义的东西，而是对自觉于使命和现实的一种比拟）。孔子的这种信念可以从后人的注释中窥知一二：张载说："孔子言'未知生，焉知死'，盖略论之。死之事只生是也，更无别理。""存，吾顺事；没，吾宁事。"朱熹也曾言："昼夜者，死生之道也。知生之道，则知死之道。"

（2）生为仁生、死为仁死："杀身成仁，舍生取义"的生命质量意识。

所谓"好死不如赖活着"的保命哲学不是孔子的思想；相反，孔子的生命质量意识特别浓烈。一方面，孔子发出"逝者如斯夫，不舍昼夜！"的感慨，感叹人生短促、时光不返和生命弥足珍贵；另一方面，孔子认为崇高的道德、伟大的理想重于人的肉体生命。子曰"朝闻道，夕死足矣"（《论语·里仁》）"志士仁人，无求生以害仁，有杀身以成仁。"（《论语·卫灵公之十五》）生命质量的高低是由仁义德性的多寡来决定的，为了坚持及体现仁义，即便是短命、杀身也在所不惜。孔子开创的儒家珍惜生命不仅是为了延年益寿，更是为了在现实生活中有所作为，是为了更好地实现他们的人生价值和社会理想，所谓"爱其死以有待也，养其身以有为也"（《礼记·儒行》）。

应该说，孔子的这种生命质量意识对后世儒家的影响是极其深远的。汉代有忠君忠国、至死不渝的苏武；三国有鞠躬尽瘁、死而后已的诸葛亮；南宋有舍生取义的文天祥。这种"生为仁生、死为仁死"的生死观陶冶了一代又一

---

① 冯友兰. 中国哲学简史［M］. 北京：北京大学出版社，1996.

代的仁人志士，使中国死亡文化光彩奕奕。

3. 孔子死亡观比较研究

（1）与东方佛教死亡观的差别。

佛教徒信奉生死轮回和生死超离。在佛教那里彻底打通了生与死的界限，人们可以由"生"而至"死"，也可以由"死"而至"生"，而且人们每一次生死轮回的状态都不一样，修善可以得福，死后可以到好一点的地方，作恶必有恶报，死后到更加悲惨的世界。可是，佛教又指出即便靠修善也只能来世生在较好的"人界"或"天界"，也还是在"苦海"中遨游，只有积极修炼，从生死轮回中解脱出来，挣得不生不死没有轮回的涅槃境界，即成佛才能获得幸福的永生。

佛教给人们提供的人生价值、准则是无法由逻辑来把握的，它只能靠盲目的信仰来维系，而孔子的"内圣外王"之道，不仅具有思想逻辑的力量，而且具有强烈的信念的力量。孔子及其后的儒者也并不把"死"视为与"生"完全不同、完全无法沟通的两个世界、两种状态，"仁者"也相当于佛教的佛，但是"仁者"不是不问事务的人，而是通过"内圣外王"的修养之道；经由"仁"的"生"填平了生死之间不可逾越的鸿沟。后人所谓"立德、立言、立书"三不朽之说盖源于此。孔子生死观的重大意义在于激励着一代代后世人们努力于事业的开拓和道德人格的践履。

（2）与海德格尔生死观的不同。

海德格尔在《存在与时间》中对死亡所做的专题分析，可以说是西方现代哲学史上无与伦比的死亡解释。海德格尔和孔子思想的共同归宿是珍惜生命，但孔子是由生观死，只有认识了生，才能认识死；而海德格尔是由死观生，只有解读了死，才能了解生。

海德格尔认为，死亡是处于生存之内的一种不可消除的东西，也就是说，死亡虽然是生存的毁灭可能性，并因而是生存的敌人，但它本身又是生存"与生俱来"的一个组成部分，死亡意识具有唤醒沉睡人生的独特作用，正视死亡是人摆脱他所谓"非本真生存"走向"本真生存"的最佳途径。这样，海德格尔通过研究死亡从而认为生存是"向其终结的存在""向死亡的生存"，即相死而生。这样，海德格尔的生死观带有一种强烈的古希腊式的悲剧美。相形之下，孔子的生死观便具有一种乐观通达的东方艺术美。孔子在日常生活中注重自觉的仁智修养，追求道德境界与艺术境界的结合，所谓"志于道，据于德，依于仁，游于艺"（《论语·述而》），就是其人生的真实映像。这是一种富于诗意的生命历程，用泰戈尔的诗句"生如夏花之绚烂，死如秋叶之静美"来形容，当不失恰切。

4. 孔子的死亡观对遗体器官捐献的启示

从孔子的死亡观出发，反观现代健康观念与遗体器官捐献，至少会给我们以下几点启示：

第一，身体的健康是和人生的品德修养统一在一起的，一个人只有将自己的生死同事业追求、同整个人类生生不息的发展前景联系起来，才有可能跳出个人生死的圈子，摆脱生之烦恼和死的恐惧，对生死抱一种达观和超越的态度。

第二，最终达到安详、幸福的人生归宿是和热爱、珍惜美好生活联系在一起的。只有身心俱佳者，才得以实现生命的价值与意义，无憾无痛苦地告别人生。我们说，与其饱受病魔肆虐而无奈地要求"仁慈助死"，不如注重身心锻炼，持之以恒，进入"不知老之将至"的境界，争取无痛苦而幸福的无疾而终。

第三，在孔子看来人的生命价值极其可贵，但肉体的生命并不是至高无上的。孔子更注重生命的社会价值、对社会的贡献和付出，强调个体对群体、对社会的责任和义务，是个人私利的超越。为了国家、民族、社会、他人谋利益的道义，孔子认为自己生命都可以放弃，更何况死后的遗体器官？捐献出遗体器官以挽救生者健康，这是供者仁德精神的体现，是实现自身价值和不朽的重要途径。

三、道家的身体观及养生修身思想

1. 道家的身体观

（1）道家的"道身合一"思想。

在老子看来，身体之死的有限性和道之不亡的永恒性尽管不是同一个层次，但两者并非对立。因为"道"虽有形而上的、永恒的、超验的一面，但同时它与形而下的、有限的、经验的"身"密切关联。就是说，永恒的"道"是在具体的"身"中呈现和体悟。这就是古人所说的"即身而道在"的思想。"道身合一"不是说"身"死"道"也没了，"道"是永恒的，是身死而不亡的，这就是所谓的"没身不殆"。

气论在庄子笔下首次得到了系统的阐述，庄子对"道身合一"的思想进行了新的阐发。庄子认为，气是万物产生的关键，"杂乎芒芴之间，变而有气，气变而有形"（《庄子·至乐》）。人的生命形式的获得，不过是一时的气之凝聚，"人之生，气之聚也"（《庄子·知北游》），人的死亡也不过是精神与身体同归太虚的过程。庄子将气视为万物构成所共同具有的本质要素，身体里的气是能够让人与世界交流的唯一正确渠道。尤其难能可贵的是，一定程度上走向虚无主义的庄子并没有抛弃身体和精神中的任何一方，他认为，一个完整的生命必然是身体和精神功能共同发挥作用的有机整体。

（2）道家的"贵身论"。

老子格外注重个体生命，身与外物相比较，他主张"名与身孰亲，身与货孰多"（《老子·第四十四章》），"贵以身为天下，若可寄天下；爱以身为天下，若可托天下"（《老子·第十三章》）。当然，老子对生命的尊重，并不是绝对地把一己的身体放到首要突出的位置。在具体的理想实践过程中，老子主张要"后身"，如"圣人后其身而身先"（《老子·第七章》）"欲先民，必以身后之"（《老子·第六十六章》）。在对待身体变化和死亡的态度上，老子提出要持有"万物将自化"（《老子·第三十七章》）的立场，淡然地看待死亡，因为"飘风不终朝，骤雨不终日，天地尚不能久？而况于人乎？"（《老子·第二十三章》）。老子"贵身""保身"并不只是为了能"寿"，更是为家、为天下之"道"。所以，身体之死是自然规律，道之不亡是真正的永恒，而道身合一才是生命的终极所在。

庄子同样主张尊重生命，在《庄子·让王》中，他曾对这一问题有过集中论述。庄子认为，道的精华所在是治身，其次才是国家和天下，"道之真以治身，其绪余以为国家，其土苴以治天下。"帝王的功业不过是圣人的余事，不能用来修身养性，"帝王之功，圣人之余事也，非所以完身养生也。"因此，在庄子看来，很多人处心积虑地去追逐功名，甚至抛弃生命，这实在是太可悲了，"今世俗之君子，多危身弃生以殉物，岂不悲哉！"庄子做了一个形象的比喻，追逐功名有甚于生命这种舍本逐末的事情，就好像用了一颗宝贵的珠子去打鸟，即"以随侯之珠弹千仞之雀。"

庄子继承了化观万物的思想，以"化"的态度来看待身体的自然发展过程，以达观的态度对待生死。人都要经历病患和衰老，而庄子笔下的人物不但对这一自然现象没有丝毫畏惧和厌弃，反倒表达出从容和欣赏的态度。

（3）道家的"忘身论"。

老子的身体观是一种"无身以贵身"的身体观。可从两个维度理解：①就生命维度而言，以无"厚生厚养"、无欲无求的态度"贵身"；②就自我与他我而言，以"无私""忘我"的方式"存我"而"贵身"。

首先，老子肯定作为人之根本的生命，身体作为生命的根本存在方式与依托，其重要性不言而喻，并且老子也肯定人的基本生存需求。"名与身孰亲？身与货孰多？""为腹不为目"就是例证，从这个意义上来讲，老子贵生命，贵身体。

其次，老子贵身但反对打着身体的旗号"厚生""厚养"。他极力提倡"少私寡欲""去甚、去奢、去泰""知止、知足"，在满足基本生命需求外，清心寡欲，以达到"如婴儿之未孩""复归于婴儿"的生命本真状态。换言之，老子提倡以一种清心知足、寡欲知止的方式来重视身体与生命，达到长生永存，即"无身"以"贵身"。也可以说"无"的是厚生厚养的欲求，"贵"的是生命本真及其身体依托。

再次，就先人后己、牺牲私我保全他人而言，也是一种"无身以贵身"。去掉私我之心，保全他人，何况以"忘身""无己无私"的姿态去为天下人，反而收获了"身先""身存"的效果，从这个意义上讲，也是一种"无身以贵身"。

最后，老子的"贵身"与"忘身"并不矛盾，只是从不同的角度对老子的思想进行了解读。"贵身"从生命本体的角度，强调了身体与生命高于一切（如声、色、货、利的身外之物）。"贵身"并不只肯定众生，也肯定一己之生命的重要性。"忘身"不是"轻身"，更不是"弃身"，而是以"无己无私"的姿态去为天下人。这种意义上的"贵身"与"忘身"正是老子所表现的"无身以贵身"的身体观。

（4）形神兼备的生命整体观。

老子的身体观并不只是单纯的肉体，而是形神兼备的生命整体。不论老子的"后其身"也好，"退其身"也罢，甚至于"无身"，其目的是"存身"，而后"修身"，进而"修家"，终而"无为而无不为"的"修天下"。这里的"身"不单是被后世分化出来的"形在"之肉体，而是相对于人之生命的自然整体而言的。

老子告诉我们，在"修身"达到"道身合一"之后，"身"既是形而下之器，也具有形而上之道的意蕴，这体现了生命的自然整体性。

（5）人的生命是道生、德成、气化的结果。

生命，亦人之生也，气之聚也，聚则为生，散则为死。人的生命是道生、德成、气化的结果。庄子在人的生死问题上主张顺乎自然，"不悦生，不恶死"，对生老病死持自然态度，从宇宙自然的永恒生命的背景中去体验个体生命的永恒，达到齐物我、同生死、天人合一的精神境界。老子仙逝，秦佚三声而止的故事很好地诠释了老子对于生命本质的认识。

秦佚吊唁老子：老聃长寿，一百零一岁仙逝，邻里皆来吊唁。老人哭之，如哭其子；少者哭之，如哭其母。念老子顺民之性、随民之情、与世无争、柔慈待人的大德大恩，皆悲不自胜。老聃好友秦佚来吊唁，至老子灵旁，不跪不拜，拱手致意，哭号三声即止。待其欲转身回去时，邻人拦住问道："汝非老子好友乎？"秦佚答道；"当然。"邻人道："既为老子好友，如此薄情少礼，可乎？"

秦佚道："有何不可？"邻人闻言，由怒转，大声责问道："其理何在？"秦佚笑道："吾友老聃有言，生亦不喜，死亦不悲。汝可闻乎？昔日老聃之生也，由无至有，聚气而成，顺时而来，合自然之理，有何喜哉？今日老聃之死也，由有归无，散气而灭，顺时而去，合自然之理也。有何悲哉？生而喜者，是以为不当喜而喜也；死而悲者，是以为不当悲而悲也，放生时贵生，死时怕死，皆是以己之意愿而强求生来、强求死去也，皆背自然之理而任己之情也。"

众邻闻之，皆言秦佚乃老聃真友，故推其为主葬之人。合土之时，秦佚颂悼文道："老聃大圣，替天行道，游神大同，千古流芳。"

2. 道家的养生修身思想

道家思想中，"清静无为""返璞归真""顺应自然"等主张，对养生修身有很大的影响。

（1）顺应自然。

道家的养生观是一种自然之道的养生观，是顺应自然、适性重生的生命观。按照"顺应自然"的养生原则，老子反对厚生、贵生，不自益其生。他说："天地所以能长且久者，以其不自生，故能长生。"意思是天地之所以能长生，是由于它们"不自生"。"不自生"即不"自益其生"。所谓"自益其生"，指人为地用丰厚的物质营养，促进自我生长。历史上有老子教南荣的故事，讲述了老子的养生修德思想。南荣拜见老聃，道："弟子南荣，资质愚钝难化，特行七日七夜，来此求教圣人。"老聃道："汝求何道？""养生之道。"老聃曰："养生之道，在神静心清。静神心清者，洗内心之污垢也。心中之垢，一为物欲，一为知求。去欲去求，则心中坦然；心中坦然，则动静自然。动静自然，则心中无所牵挂，于是乎当卧则卧，当起则起，当行则行，当止则止，外物不能扰其心。故学道之路，内外两除也；得道之人，内外两忘也。内者，心也；外者，物也。内外两除者，内去欲求，外除物诱也；内外两忘者，内忘欲求，外忘物诱也。由除至忘，则内外一体，皆归于自然，于是达于大道矣！养生之经，要在自然。随物卷曲，随波而流，动而与阳同德，静而与阴同波。其动若水，其静若镜，其应若响，此乃养生之经也。"

（2）清静无为。

老子主张养生要"致虚极，守静笃"，就是说要排除各种心理上的杂念，使内心保持高度的清静状态，才能以静养心。此外，还要隔绝外界对人的一切名利声色诱惑，即"塞起兑，闭其门"，少说、少视、少听、少妄作妄为，如此才能使心灵渐归虚空寂静状态。认为去除欲望以后就能做到心意通畅，做到心意通畅之后就能使内心保持虚静，身体自然就能筋韧而体强。

庄子认为，神静自然形正："无视无听，抱神以静，形将自正。"杂念纷纭，思想无穷，显然是伤神害生的。庄子还说："平易恬淡，则忧患不能入，邪气不能袭，故其德全而神不亏。"心神"归根"，才能"低乎天理，因其固然"尽养生之能事，这样的"守静"才能长命百岁。

（3）返璞归真。

杨朱的"全性保真""既不以穷损生，也不以富累生""不要贪得无厌，不要为外物伤生"，老子的"不失其所者久，死而不亡者寿"，表明不离生命根基的人可以活得长久，而只有其身死，其精神人格犹存的人才称得上是真正的长寿的道理，显然这里"生"的意蕴已达到最高的境界。

杨朱、老子和庄子的养生思想关注生命，尊重生命的自然规律与自然过程，告诫人们不要轻易地伤害生命。养生不仅是调养肉体的生命，而是精神与肉体生命兼顾，并且应该通过"养心"以实现更好的"养生"目标。

道家强调自然、致柔的养生思想，它不是重在磨炼人体之有形的强健，而是重在修养人体无形的生命活力。让精神与心灵保持一种自由与愉悦的状态，这是养生的最高境界与最好方法。

总之，道家认为，"道"是一切有形物质的起源和基础，是统治世界的自然法则，如果人之行事不按照自然法则进行，就会带来诸多问题。他们认为人身体的完整性是不能被破坏的，如果人身体的完整性被破坏，则会影响一个人对于不朽的准备。可见，道家反对活体器官捐献。但是，他们却不反对尸体器官捐献，因为他们认为人死后的身体没有什么用处，至于从中取之，则无关紧要了。①

---

① 霍原．器官移植立法基础研究［J］．林区教学，2014（6）：76-77.

3. 道家思想对遗体器官捐献的启示

对道家来说，活的人的躯体只是生命寄居的场所，是修道的工具，死后便没有了用处。所以，道家不会认为死后拿掉器官是少了什么，也不认为会对去世的人有什么影响。因此，道家支持死体器官移植。同时，老子说："天之道，损有余而补不足。"假如我的生命是一个整体甚至可以不断再生，如血液和骨髓，则如果捐献血液或者骨髓，就是"损有余而补不足"，是遵从了"天之道"，符合"人法地、地法天、天法道、道法自然"的宗旨。同时，修道的人一方面要包容，另一方面要关照。关照就会看到别人的苦，包容就是给别人活下来的空间。所以，捐血和捐骨髓这样的活体捐献道家是支持的，而死体捐献前面已经谈到，道家根本不会反对。因此，道家"尽可能地把躯体放在最轻的境地"的态度和老子"天之道，损有余而补不足"的教化可以成为鼓励公民遗体器官捐献很好的思想源泉。

四、庄子的死亡观及其对于现代遗体器官捐献的意义

庄子作为道家学派的重要代表人物，其对生死的有关阐述在我国传统文化中形成了一道独特的风景，今天我们反观庄子的生死哲学，应该会从中得到更多的启示。

1. 生死是不可逆转的自然规律

庄子多次谈到死的问题，对他，死不是生命的禁区，而是多彩生命的一部分，这种冷静客观的心态能够帮助人们更好地认识死，从而更好地把握生。

庄子崇尚自然，认为万物皆是自然生成，任何生命不过是寄于天地间的自然之气合成的，人的生命也是这样。人这种"气"一旦凝成，它的散去就是自然而然的，也是随时有可能的，于是，生和死成了一对形影不离的朋友，人的形体就是这生死的矛盾统一体："生也死之徒，死也生之始……人之生，气之聚也。聚则为生，散则为死。"（《庄子·知北游第二十二》）也就是说，生是死的变迁，死是生的开始……人的出生，是气的凝聚。气凝聚就是生，气散逸就是死。气聚为形体，气散返自然，应时而生，顺理而死，这是一个合乎自然发展的规律，是任何事物都不能违背的，作为与万物齐一的人，也必须遵循这一规律。这种规律就像四季更迭一样平常，时时存在；又像昼夜循环一样必

然，不可改变，"死生，命也；其有夜旦之常，天也。"（《庄子·大宗师第六》）生与死不过是天道运行的内容之一，天道运行而不停顿，万物才能够生成。生时的行动出自天然本性，死亡就和万物一起变化，一动一静，方是自然之道。宋代理学对于死的探讨正和这一观点相吻合，大儒程颢曾言："昼夜者，死生之道也。"认识到生死是不可逆转的自然规律，才能够更客观地谈论生死。

2. 死生平常事，豁达看待之

庄子的"生死平常说"则将豁达的态度发挥到了极致。正因为生死之寻常，生既无可羡，无所喜，死亦无所忧，无可惧。人的生命不过是喜怒哀乐七情六欲的"旅舍"，生和死是其中必经的一段变化，人能做的只能是顺应自然规律，让生死循环往复，从自然回归自然。从庄子对待他人死亡的态度，我们可以更好地理解庄子意义上的死：

老聃死，秦佚吊之，三号而出。弟子曰："非夫子之友邪？"曰："然。""然则吊焉若此可乎？"曰："然。始也吾以为其人也，而今非也。向吾人而吊焉，有老者哭之，如哭其子；少者哭之，如哭其母。彼其所以会之，必有不蕲言而言，不蕲哭而哭者。是遁天倍情，忘其所受，古者谓之遁天之刑。适来，夫子时也；适去，夫子顺也。安时而处顺，哀乐不能入也，古者谓是帝之县解。"（《庄子·秋水第十七》）

顺应自然，生死齐一，以一种平和豁达的态度对待生死，过分的悲伤哀悼反而违反天理，违背人情，忘记了人所应该接受的自然之道，也就是古之所说想逃避天刑，这是很愚蠢的一种自寻烦恼。"生而不说，死而不祸"，活着并不喜悦，死去也不认为是灾难。"适来，夫子时也；适去，夫子顺也"，一个人来到世上，是顺应自然之时；离开世界，也是自然之理。"古之真人，不知说生，不知恶死。其出不欣，其入不距。翛然而往，翛然而来而已矣。不忘其所始，不求其所终。"（《庄子·大宗师第六》）出生入死，生死就是在不同的空间走来走去，世人就在这人间和另世来来往往，出不欣入不距，人活于世，不忘其所始，时时提醒生命之所始，正是为时时防范过分羁于生命，人一旦出生，死亡就不再是一个问题。因此，人也不要去追求死亡，我们所做的，就是走好人世间的这一段，当消失于世，步入世外时，也不必过于留恋人世，谁敢说另一个世界一定没有这一个好呢？所以，他意念中的骷髅是不愿复生的，到了另一个世上，只愿在那儿好好地待着。庄子就是这样，把死看作少壮离家，而怕死则就好像是少壮离家而不想还乡。

这种豁达的态度，是庄子内心最真实也最温柔的一面，即使是面对自己妻子的死亡，他也是这种最真诚的表现：

庄子妻死，惠子吊之，庄子则方箕踞鼓盆而歌。惠子曰："与人居，长子、老、身死，不哭亦足矣，又鼓盆而歌，不亦甚乎！"庄子曰："不然。是其始死也，我独何能无概！然察其始而本无生；非徒无生也，而本无形；非徒无形也，而本无气。杂乎芒芴之间，变而有气，气变而有形，形变而有生。今又变而之死。是相与为春秋冬夏四时行也。人且偃然寝于巨室，而我嗷嗷然随而哭之，自以为不通乎命，故止也。"（《庄子·至乐第十八》）

妻死庄子鼓盆而歌的故事，人们难以理解，而简单地认为庄子将死亡看作脱离人间苦海的方式，是一种解脱。实际上这里包含的绝不只是这些。"是其始死也，我独何能无概"，对于一个刚刚离去的鲜活生命，况且又是自己的亲人，庄子并不缺少常人的感情，悲伤是难免的，但庄子没有止于悲伤，而是竭力从中寻求生死的真谛，探究考察生命从开始到终结的过程，认识到人之生死不过是自然变化，生为劳作，死为休息，人操劳一世，此时就应该安静地到天地这座大房子里休息了，而亲人再跟着痛哭，岂不是太不通情理了！对死能有如此豁达的态度，缘于他对生的特殊理解。在《盗跖篇》里，庄子借盗跖之口阐述了他对人之生死这两大问题的看法：

目欲视色，耳欲听声，口欲察味，志气欲盈。人上寿百岁，中寿八十，下寿六十，除病瘦死丧忧患，其中开口而笑者，一月之中不过四五日而已矣。天与地无穷，人死者有时。操有时之具，而托于无穷之间，忽然无异骐骥之驰过隙也。不能说其意志、养其寿命者，皆非通道者也。

这也是后来许多人的感慨：人生天地之间，如白驹之过隙，忽然而已。因此，不能使自己的内心得到快乐，不能保全自己的生命，就有违于普遍通行的道。

3. 庄子死亡观对于遗体器官捐献的启示

庄子意义上的生命，不仅是一个活着的肉体，他更注重精神这一生命的内核。他认为人的生命是形体和精神的和谐统一，懂得生命的人，不做对生命不必要的事，不从事自己力所不及的事。

庄子达观看待死亡而不因此颓废于生命，注重生命本质而不因此回避死亡，看透世俗而非遗弃人世，关注人生而不沉溺生命，一种随时随地可以走开的洒脱，一种处于烦恼人生而轻松应对的从容。这是一个精神游走于生死之界而无所羁绊的灵魂，一个因思考死亡而更显其伟大的哲人。

庄子主张修养的最高目标为达到至人、神人的胸襟，乃天地与我并生，万物与我为一，独与天地精神相往来。因而能够泯合天人，冥绝生死，而臻于心斋、坐忘的胜境，此时一切外在生死成毁的变化，都不能扰乱他内心的宁静。故能齐万物、外生死。此为内圣之道修养的极致，虽非常人所能，但心向往之。

"人生天地之间，若白驹之过隙，忽然而已"（《庄子·知北游》）、"死生为昼夜"（《庄子·至乐》）、"生之来不能却，其去不能止"（《庄子·达生》）。既然生命可贵，死亡又无法避免，那么在死后捐献器官挽救他人生命是符合庄子思想的。

第四章　生命价值论对遗体器官捐献的启示

有这样一群人，他们离开了这个世界，但却以另一种形式，延续着生命的价值。人的一生，应当"生如夏花之绚烂，死如秋叶之静美"。遗体器官捐献者用最后的奉献点缀着世界，患者因为捐献者无私的奉献而获得了新生。本章从中国传统文化出发，论述了生命价值的含义及其相关理论问题，在此基础上明确指出，遗体器官捐献是生命价值的最后体现。

一、"生命价值" 含义辨析

在一般意义上讲，"价值"是指事物的用途及其积极意义。在哲学上，价值是客体对主体的需要及其各种转化形态，如欲望、目的、兴趣等的效用。在此，主体是能够分辨好坏利害的自主的活动者，客体是主体的活动所指向的对象。主体的活动之所以指向客体，是因为客体事实上具有某种属性，这种属性对主体具有好坏之效用。

学界对"价值"的定义，除了上述的"效用说"外，还有"关系说""意义说""属性说"，但这些表述与"效用说"并无二致。①

基于上述对"价值"的理解，本书认为生命价值也是主客体关系的一种体现，是客观存在的生命对于生命拥有者的效用。对"生命价值"的这一定义包含如下要义：

第一，生命的拥有者是生命价值的主体。正是因为生命的拥有者——单个

---

① 王海明. 新伦理学 [M]. 北京：商务印书馆，2008.

的、具体的、处于社会实践活动之中的人，具有全面发展的需要，才使得每一个生命具有独特的、丰富的、巨大的价值。

第二，鲜活的生命是生命价值的客体。生命是蛋白质存在的一种形式，是一种新陈代谢活动。生命是一个不可逆的过程，从受精卵形成、胚胎发育，一直到出生、生长、发育，以至衰亡。生命是自复制、自适应、自组织的开放信息系统，它具有进化、对环境做出反应、不断自我更新等属性。生命是人赖以存在的基础和前提，"万物各得其所，生命寿长，终其年而不夭伤"（《战国策·秦策三》）。

第三，生命价值体现在人的社会实践活动中。离开了社会实践，客体属性就无法找到满足主体需要的现实路径。① 生命价值是在人的社会实践活动中，生命的存在和属性以人的全面发展和社会的全面进步为尺度而建立起来的一种主客体关系。

第四，生命价值体现为层级性。由于人的需要呈现出层次性，所以，人的生命价值也具有层级性：生命对于人存活的基本价值、生命对于人幸福生活的高级价值、生命对于人的自由与自我实现的终极价值。

二、生命价值到底能否估量

甘绍平认为，生命是人存在的基础与载体，有了属于人的生命才有了人。生命是单向的、不可逆的，是不可替代、不可复制、不可存储的，所以生命对于生命的拥有者是极其宝贵的，因而也可以说生命价值是巨大的，是不可估量的。

徐春林认为，人生而具有的自然生命，其存在的意义和目的就是实现人文生命，因此自然生命就是生命价值的客体。自然生命存在的过程，如果对人文生命的实现有正向的、积极的推动作用，生命就是有价值的，否则就是无价值的。人生的任务和使命就是实现人文生命（即中国俗话中所谓的"做人"）。②

以甘绍平为代表的上述观点具有广泛的影响力，我们也认为这一观点具有重要的理论和现实意义。但是，这一观点有一个前提和假定，即生命是健全的

① 唐英. 价值·生命价值·生命价值观：概念辨析［J］. 求索，2010（7）：87–89.
② 徐春林. 生命价值论［J］. 合肥师范学院学报，2015，33（9）：40–44.

生命,是有生机、有意义的生命。甘绍平是这样论述的:"生命的独特性表现在其唯一性、不可逆性上,其丧失意味着永远无可挽回。就一位成人而言,其生命的存在意味着一个独一无二的、神秘莫测的精神世界,它拥有对当下的体验、对过去的回忆、对未来的希冀等丰富多彩的情感表达方式,拥有理性、判断力与想象力等复杂的意识建构活动。"① 显而易见,在我们判定生命价值不可估量时,所言的生命是"拥有对当下的体验、对过去的回忆、对未来的希冀"的,是"拥有理性、判断力与想象力"的。然而,事实上,是不是所有的生命客体都符合上述条件,具备上述特征呢? 显然不是,例如严重缺陷的新生儿、处于持续性植物状态的病人、被疼痛极度折磨的晚期癌症患者。我们认为,当生命紊乱、生命质量很低,以至于生命的拥有者不可能拥有理性、判断力与想象力,甚至不可能感受生命带来的快乐与意义时,生命的价值就大打折扣了。

徐春林对生命所做的判定可能是有价值的,也有可能是无价值的,我们认同,也可说是对我们观点的佐证。但是,徐春林把人的生命区分为自然生命和人文生命却是不妥,事实上,所谓的自然生命就是作为客体的生命,所谓的人文生命就是生命主体的目的与追求。

三、不同哲学观下的生命价值观

如上所述,生命价值是客观存在的生命对于生命拥有者的效用。然而,不同的哲学观对生命效用的理解是不同的,在不同的哲学观指导下,生命主体的欲望、目的、兴趣是不同的,由此,衍生出不同的生命价值观。本节就儒家、道家、马克思主义三种哲学指导下的生命价值观进行阐述,以更好地将生命价值理论应用于日常生活以及临床医疗决策。

1. 儒家的生命价值观

《周易·系辞下》云:"天地之大德曰生。"儒家首先表现出一种贵生精神。出于贵生精神,儒家反对任何亵渎人类生命的行为。孟子对春秋时期的陶俑殉葬发出尖锐的诅咒:"始作俑者,其无后乎!"(《孟子·梁惠王上》)在贵生原则指导下,儒家主张珍惜自我之生命,不要故意去冒险,去招祸惹灾,

---

① 甘绍平. 以人为本的生命价值理念 [J]. 中国人民大学学报,2005(3):69–75.

去过分贪欲，等等。孔子非常注重养生，他的养生理论是："将身有节，动静以义，喜怒以时，无害其性。"（《孔子家语·五仪解第七》）

儒家一向正视和尊重生命，但是绝不一味苟活。在特殊情境下，当维持生命和道义留存相冲突时，儒家的最终选择就是"杀身成仁""舍生取义"。孟子曰："生，亦我所欲也；义，亦我所欲也；二者不可得兼，舍身而取义者也。生亦我所欲，所欲有甚于生者，故不为苟得也；死亦我所恶，所恶有甚于死者，故患有所不辟也。"（《孟子·告子上》）孔子曰："志士仁人，无求生以害仁，有杀身以成仁。"（《论语·卫灵公》）正是因为儒家是从社会角度来确定人的生命价值，所以，杀身成仁、舍生取义的思想不仅不违背贵生精神，反而是特定情境下追求生命价值实现的不二选择。①

2. 道家生命价值观

"道"是老庄生命哲学的逻辑前提，也是生命价值的理论根据。在老庄思想中，"道"不仅是生命价值的根据，也是生命追求的最高价值，求道的进路既是生命价值的实现之路，也是生命的解放之路，是获得生命自由之路，与"道"融合即是最高生命价值的实现。

老子的生命价值观中蕴涵着深刻的辩证智慧：生死有"道"、生死本一的生命理性精神，形成中国文化传统中乐生安死、珍生顺死的生命智慧；"有为"与"无为"统一于"道"，"有为"让生命不断创造新的高度，使生命不在碌碌无为中虚度年华，赋予生命辉煌，"无为"使我们得以体验生命的本真，摆脱不必要的物欲和琐事的羁绊，增加生命的体验时间，从而使得人类生命的意义和价值得以最大限度地实现。②

庄子所处的时代比老子的更乱，所以他没有"保持距离，以策安全"的机会。他的想法是：投身到变化之中，随顺变化，使自己不受到伤害。这种思想展现出来，又比老子的思想更为生动而精彩。庄子面对苦难的世界，既不苟全性命，也不求长生不老，他以形而上的方式关注人的生命，让人的生命顺应道的规律自然运行，或生或死。《庄子·内篇·大宗师》中写道："古之真人，不知说生，不知恶死；其出不欣，其入不距；然而往，然而来而已矣。"③

3. 马克思主义生命价值观

马克思的生命价值观将人的生命价值与社会的发展紧紧联系在一起，主张

①　张英. 从"杀身成仁""舍生取义"看儒家生命价值观［J］. 理论探讨，2007（2）：55-58.

②　马得林. 论老庄的生命价值观［J］. 西北大学学报（哲学社会科学版），2010，40（3）：67-70.

③　阎丽杰. 论庄子的生命价值观［J］. 沈阳师范大学学报（社会科学版），2008，32（3）：123-126.

人的生命价值在于为社会做出贡献。

第一，马克思认为，人的生命价值的全部特性在于它的社会性。人是社会性的存在，个人要把为社会创造价值、为人民服务作为自己的责任，生命延续的价值就在于对社会的贡献。

第二，实现人的生命价值的途径是实践。实践的观点是马克思最基本的观点，实践是连接理想与现实的桥梁，没有人的实践活动，任何价值只能停在思想层面。

第三，为人类解放事业而牺牲是人的生命价值的超越。虽然牺牲是人的生命在生理上的终结，是对生命存在的否定，但是却换得了他人生命的延续或社会整体的根本利益，创造了不可替代的价值，因此，为人类解放事业而牺牲是人的生命价值的最高体现。

在生命伦理观上，儒家、道家与马克思主义虽存在歧义但其精神实质相通。儒家主张德性平等，道家认为物无贵贱，马克思更注重现实意义上的人人平等，但对人类生命的地位及其价值都给予了肯定，都表现出对人类生命的无比尊重，对所有生命价值的肯定。儒家贵生、道家重生、马克思主义以人为本，都体现着生命至上、生命无价的基本观念。儒家主张天地万物本吾一，道家主张万物皆生于道，马克思主张人是社会性的存在，但都充满仁爱精神。在生命价值的实现路径上，儒家提出"舍生取义""三不朽"等主张，道家主张"珍生顺死、不知说生""不知恶死"，马克思则提出为人类解放事业而牺牲，但它们都表现出超越精神——人们可以超越死亡而实现生命的永恒，实现生命价值的最大化。

四、生命价值相关认识误区

1. 不能将生命价值等同于人的价值

作为社会一员的人除拥有生命外，还具有其他多方面的规定性，如扮演特定的社会角色、承担社会责任和义务等。可见，"人"与"人的生命"是两个不同的概念，进而"人的价值"与"生命价值"也是两个不同的概念。

所谓"人的价值"是作为客体的人对作为主体的人的需要的满足。与动物相比，人真正实现了自我对象化存在。人把自己区分为作为主观的"我"和作为客观的"我"。进而，人实现了在主客二分世界中的自由转换。在"人的价值"这一领域，人的主客自由转换，具体表现为人既是价值主体，又是价值客体。①

例如，绝症患者在长期遭受病痛折磨又无法治愈的情况下，其生命质量和生命价值已经很低，但是不能就此说该患者作为一个人的价值就很低了，因为人的价值与生命价值是两个不同的概念。

2. 不可将生命价值划分为内在价值与外在价值

如上所述，人把自己区分为作为主观的"我"和作为客观的"我"。进而，人实现了在主客二分世界中的自由转换。由此，人的价值可以区分为内在价值和外在价值。举例来讲：张三作为一个人对于张三本人有意义，这是张三的内在价值；张三作为一个人对于李四也有意义，这是张三的外在价值。

可是有人将生命价值也区分为内在价值与外在价值——生命内在价值就是生命对于自身的价值，外在价值就是生命对于社会和他人的价值。这种区分是错误的，会导致思维和理论的混乱。

生命价值的主体只有一个，即生命的拥有者。生命的价值即生命的存在对于生命拥有者的效用。一个人的生命只能属于自己，不能属于他人，所以根本谈不上所谓的"生命对于社会和他人的外在价值"。举例来讲：张三的生命对于张三具有重大意义，这是张三的生命的价值，但是张三的生命对于李四并没有意义，因为这一生命的律动与演进并不关系到李四。

有人会反驳说：儿子生命的安危直接牵动着父亲的心，这怎么能说儿子的生命对于父亲没有效用呢？我们认为，上述说法是错误的。正确的说法是：儿子的生命直接关系到儿子的存活，儿子能否存活牵动着父亲的心，儿子对于父亲而言意义重大。

还有人会反驳说：器官捐献，大爱无疆，怎么能说人的生命对于他人、对社会没有效用呢？这里的错误就更明显了，受捐者得到的不是一个完整的整个的生命，而是一个器官，受捐者要感谢的是器官捐献者，所以，正确的说法是：捐献人捐出的器官对于他人、对于社会具有重大效用。

3. 不可将不同人的生命价值加以比较

在医学伦理学文献中时常会看到类似这样的表述"每个人生命延续的价值是有差异的""但有一点是确定的，人们的生命价值是有差异的"。

所谓生命价值的高低、大小，是就某一生命对于这一生命的拥有者需求的满足程度而言的，并非与他人生命价值相比较的结果。

_____

① 刘庆丰. 论人的价值构成的"内在紧张"[J]. 云南社会科学，2012（2）：30－34.

就每一个健全的生命而言，生命对于生命的拥有者是极其宝贵的，价值是独特的、巨大的、不可估量的，所以，我们根本无法对不同的生命价值进行比较。即便是对一个残缺或者是不健全的生命，我们也要给予充分的尊重，充分理解生命客体对于生命主体的意义。

在特殊情况下，我们会做出某一生命价值很低甚至是不存在的评估，但是这种评估并非不同生命个体的价值相互比较的结果，而是对生命客体对于生命主体效用和意义的判断。正如前文所述，我们是在"生命紊乱，生命质量很低，以至于生命的拥有者不可能拥有理性、判断力与想象力，甚至不可能感受生命的快乐与意义时"，我们才判定该生命的价值很低。

五、遗体器官捐献：实现生命价值的最后形式

"助人为乐"一直是中国社会倡导的道德风尚，也可称之为雷锋精神，由中共中央印发的《公民道德建设实施纲要》中，把"助人为乐"作为社会公德的主要内容之一。而临终患者把自己有用的器官捐献给需要的人，不仅挽救了一条生命，也使自己得到了新生。器官捐献对即将死亡的人来说，是一件功德无量的事，它既挽救了他人的生命，也提升了自身的境界，这是对助人为乐的最好实践。[①]

生老病死，诠释了人之一生，无论富贵贫穷，最终留给世界的不过一具尸骨。但是，人的价值并未就此终结，即使是尸骨也能留给世间温暖。捐献自己，福泽后人，这是大爱无疆，更是生命的另一种延续。正是因为这种大爱，许多器官衰竭的患者脸上挂上了微笑，无数家庭得到解救；也是由于这种大爱，科学的脚步稳步向前，造福后世。对每个个体而言，都应当尽自己可能去帮助他人，与其将自己健康的器官烧掉或者埋掉，不如挽救一条生命，这将是对他人、对社会最大的帮助，也是一个具有高尚道德意义的举动。

"有的人活着，他已经死了；有的人死了，他还活着。"这是著名诗人臧克家的诗句。谁能虽死犹生？遗体捐赠者！他们或用器官救人，让生命在他人的生命中继续精彩；或让学医者入门，供研究者探索，为医学发展铺路。我们

---

① 李恩昌，徐玉梅. 社会主义核心价值体系与医学伦理学——中国医学伦理学与生命伦理学发展研究之三 [J]. 中国医学伦理学，2012，25（3）：289 – 293.

说，遗体器官捐献是实现生命价值的最后形式，是使生命价值最大化的途径和必要环节。捐赠的器官，在一些捐赠者及其家属看来，不仅是一个"物"，作为生命的一部分，它携带了捐赠者的性情秉性和人格特征，获得了重生。器官捐赠使得他者生命得以持续的同时，自我的生命也得以延续。

袁某，40余岁，重庆人，一家在广东打工多年。2012年6月的一天，袁先生感觉头痛，到医院检查后，发现其脑内有动脉瘤，已破裂，需要立即到大医院手术。随后，袁某被转到J医院。经过检查后，主治医生告诉其家属，袁某的脑干细胞已大量死亡，没有生还可能，并提及器官捐赠的可能。袁某的儿子表示接受捐献，但袁某的爱人却难以接受。其儿子劝说妈妈：我之前也看到过器官捐赠的报道，觉得是一件很好的事情。我是觉得爸爸走了，留下妈妈、妹妹和我，把器官捐给别人，如果那些人活下来的话，就相当于爸爸还活在这个世上，我们的心中也有个念想。最终，家庭内达成共识，同意捐赠。

据报道，2017年3月31日上午，湖北人体器官捐献者缅怀纪念活动在九峰山举行。湖北省人体捐献者家属代表、受者代表、医务工作者代表、人体器官捐献志愿者代表等集体默哀，依次走到纪念墙前，敬献鲜花。纪念墙上，镌刻着自2010年来所有捐献者的名字。捐献者家属代表商锦彪说，他的儿子去年才8岁，因突发脑干肿瘤离世。在住院的过程中，他十分同情那些与他一样遭遇的患者家属。儿子去世后，他强忍悲痛，在人体器官捐献表上签了字。眼里含着泪水，他一边回忆着儿子顽皮善良的点点滴滴，一边感慨，虽然儿子已经离开人世，但是他的三个器官挽救了三条生命，这是他最大的安慰。

2018年4月9日，河南省红十字会组织该省遗体、器官捐献志愿者家属以及红十字会协调员、机关工作人员在新郑市福寿园红十字纪念苑对遗体、器官捐献者进行缅怀纪念。李发庆夫妻二人是专程从河南鹤壁赶到郑州参加这次缅怀活动的，这也是老两口第一次来红十字纪念苑"看望"儿子。"去年不敢来，怕伤心，想儿子了，今年来看看他，告诉他家里都好，他救的那三个人听说都很健康，让儿子放心。"李发庆告诉记者，儿子去世时刚刚25岁，"李阳一直很优秀，在大学里还获得了三好学生、励志奖学金，弥留之际，孩子愿意捐献器官，挽救别人的生命。"李发庆说，他觉得儿子一直活在世上，依旧为这个社会奉献着自己的价值。正是怀着"亲人还活在这世上某个角落"的心理慰藉，前来缅怀的家属们擦干眼泪，走出陵园，依旧坚强地面对生活。

六、感恩与重生——来自器官移植受者的心声

1. 器官移植受者徐余宝：我们是受益人更是传承人

我叫徐余宝，是"肝移植康复俱乐部"的一员。在我们这个群体，每个人都有两个生日：一个是我们的出生日，另一个则是我们的重生日。

已届花甲之年的我，感谢父母给了我第一次生命，同时还要感谢器官捐献者，是他们无私的奉献，给了我第二次生命。如果按照"重生日"算，我今年才14岁，算是个少年吧。

当身患重病时，痛苦过。而当重生时，有很多感悟！我们既是器官移植受者，我们既是"组装人"，又都是获得第二次生命的健康人。

我们要感谢医学技术的迅猛发展，感谢白衣天使。我们更感恩那些在自己的生命即将逝去时无私捐献器官以挽救更多生命的人。在我们生命垂危的时刻，是他们的爱心和奉献给了我们第二次生命。他们是最可爱的人，我们深深地怀念他们！

如今，我们像正常人一样学习、生活、工作。晨曦中，我们在林间小路漫步；晚霞里，我们在广场草地起舞。碧波池间，我们如鱼尽情畅泳；绿茵场上，我们似燕矫健飞翔。重返岗位，我们又发挥热和光；再创佳绩，我们心境更加宽广。重生后展望未来是那样的美好，我们又扬起了新生命的风帆远航。①

2. 器官移植受者姚银渊：给捐献者的感谢信②

我身体里的那个他：

你好！很想以这样的方式和你说说话，每当我用手抚触自己的右下腹时，都能感到你的存在，你就像一股暖流在那里蓬勃涌动。转眼间我俩相依为命已经快两年了，不知你是否习惯，虽然刚开始你还会向我闹点小情绪，但我们都顺利地磨合化解了。

2014年4月17日的晚上，你沉睡着进入了我的身体，当我的鲜血流进你

---

① http：//shanghai. xinmin. cn/msrx/2015/06/18/27909168. html，2019 – 01 – 26.

② http：//www. sohu. com/a/134478078_ 214935，2019 – 01 – 26.

的血管，把你从沉睡中唤醒，你就开始发挥作用，让我这部饱受摧残的生命引擎重新运转了起来，使我转危为安，从此我俩的命运就紧紧连在了一起。

在那之前你一直在另一个人的体内，你和他一起来到这个世界，相伴成长，并誓言要共度一生。然后不知是怎样的巨大变故使你的主人无法兑现与你的誓言。就在他要离开这个世界的时候，他和他的家人不希望他的生命之火就此熄灭，他们决定让你承载着他生命的火种前往一个需要点燃的身体，继续燃烧出生命的火焰。我不知道你的主人是个怎样的人，但我确定他和他的家人都是热爱生命并且富有爱心的人，他自己虽然无法战胜病魔，但他却一直顽强地保持自己的生命火种燃燃不息。他的家人在面对失去至亲至爱的时候还能做出如此伟大无私的善举，是对生命万分的尊重和热爱。

我很幸运能够接受到这个无比珍贵的火种，有了你发出的暖流，即使在回望自己过去经历的种种不幸也就一切都不算什么了，现在我的生命不再只属于我了，还承载着他和他的家人最美好的祝愿。我不再只为自己而活，我要在余生中尽可能地回馈社会，回馈这处处充满爱心的人间，相信我，我一定将这团生命之火燃烧出更耀眼的光芒！

此致
敬礼！

一位承载他人生命火种的幸运儿

3. 移植康复者代表在捐献者缅怀活动中的感言

2016 年 4 月 16 日上午，广东省红十字会联合省卫计委在广州正果万安园举办广东省遗体器官捐献者缅怀活动，纪念那些伟大而又平凡的遗体器官捐献者。广东省红十字会负责人在讲话中说："捐献器官，是一种生命分享之美，让多彩的生命变得更加璀璨，让进步的社会变得更加文明。"捐献者家属代表在登台讲话中说："我希望每一位捐献者的家庭坚强站起来，我们的亲人永远活在我们心中，时间不会忘记他们的。也希望移植患者们不要畏惧疾病，勇敢跟疾病作斗争，尽快康复起来。"他们从沉痛中坚强起来，把对逝去亲人的怀念化作对新生命的祝福，领导们也向捐献者家属献上鲜花表示敬意。

移植康复者代表在发言时特别感谢为她捐献器官的小姑娘，她的一番话感动了所有人：我总感觉自己的内心暖暖的，每次摸摸胸口的心跳，我都会告诉它，我会为你好好活着，带着你的这份爱，勇敢活下去。

第五章　中国传统孝道与公民遗体器官捐献意愿的关系

一、引言

当前，我国公民遗体器官捐献率过低是不争的事实。可到底是哪些原因导致捐献率过低呢？学者们纷纷通过自己的研究给出了答案。有研究者认为：中国传统孝道影响了遗体器官捐献。现将这类观点列举如下：

（1）孝道中"身体发肤，不敢毁伤"的生命惜爱意识妨碍了遗体捐献意愿。

尤吾兵（2014）论述道：《孝经·开宗明义章第一》曰："身体发肤，受之父母，不敢毁伤，孝之始也。""身体发肤""不敢毁伤"等，把保护身体与"孝"联系起来，认为保全自身身体不仅是对自己生命的看重，更是对父母"尽孝"的表现。这对当前我国的遗体器官捐献带来极大的消极影响。人们不愿直面自愿捐献器官的思考，认为这是伤害自己身体的行为，而伤害自己的身体就是"不孝"的行为。[①] Xiaoliang Wu、Qiang Fang（2013）认为，儒家的孝道原则要求将身体完整地归还给祖先，并声明父母给予的身体的每一部分都值得尊重，于是成为我国遗体器官捐献的障碍。[②]

柏宁、任华玉、王萍（2015）搜集并分析了我国近几年发表在核心期刊

---

① 尤吾兵. 伦理视域下破除人体器官捐献"坚冰"的新策略［J］. 昆明理工大学学报（社会科学版），2014，14（2）：1–4.

② Xiaoliang Wu, Qiang Fang. Financial Compensation for Deceased Organ Donation in China ［J］. Med Ethics，2013（39）：378–379.

的关于"我国器官捐献的影响因素"的学术论文，以及 2012～2015 年的相关新闻采访报道，发现：无论是从事此领域研究的众多专家、学者，还是长期工作在器官捐献一线的工作人员、红十字会相关的负责人员、临床移植医生，几乎都认为"身体发肤，受之父母，不敢毁伤"和"死后留全尸"等传统死亡观念是导致我国器官捐献率过低的主要社会心理因素。①

（2）如果子女把过世长辈的遗体器官捐献出来，会被认为违背孝道。

这里分为三种情况：

第一，反对父母捐献遗体器官的决定。即使有些思想开明的人士，自愿捐献遗体，多半也得不到亲属的认可，甚至会遭到强烈的反对（余浩杰，2012）②。

第二，不愿意捐献逝去亲人的遗体器官。为人子女的，多不愿父母百年后遗体被人破坏，更担心来自亲朋好友、周边人士的不解以及舆论带来的压力。钟静、李诗宇、朱曙光等（2016）对 1038 名被调查者的调查结果也显示：怕被指责为不守孝道是不敢捐献长辈遗体的重要原因。③

第三，即便逝者生前有明确的捐献表示，也不愿遵从。即使死者生前意愿捐献器官，也会遭到家属的强烈反对，家属认为捐出遗体器官是对死者的不尊重或不孝顺（张文馨、楼树慧、刘红霞，2013）。④ 即便老人有捐献意愿，但作为执行人的子女却认为这是"不孝之举，大逆不道"，从而拒绝捐献（银勇，2011）⑤。

基于上述认识，学者们给出的对策建议是"对传统孝道进行重新解读""消除因无知、误解而产生的文化和心理差异"等。但是，笔者认为上述研究流于表象，缺乏深入、细致、透彻的分析，对于相关问题尚需深究，譬如：①"身体发肤，不敢毁伤"这一孝道规范提出的根据是什么？②"身体发肤，不敢毁伤"的规范在今天是否过时？③"身体发肤，不敢毁伤"的孝道规范是否真的在妨碍遗体器官捐献意愿？④不愿意捐献逝去亲人的遗体器官是否真的碍于孝的观念？反对父母生前做出捐献遗体器官的决定，甚至不遵从逝者生

———————

①　柏宁，任华玉，王萍．中国人不愿身后捐献器官的原因分析［J］．医学与法学，2015，7（5）：19－21.

②　余浩杰．提高我国公民器官捐献率的理性思考［J］．医学与哲学，2012，33（6）：26－27，70.

③　钟静，李诗宇，朱曙光等．对器官捐献态度的调查［J］．包头医学院学报，2016，（2）：8－10.

④　张文馨，楼树慧，刘红霞．大学生器官捐献知识和态度的研究进展［J］．医学与社会，2013，26（1）：52－54.

⑤　银勇．浅谈遗体、器官捐献理论的建立［J］．中国医学伦理学，2011，24（2）：229－230.

前明确的捐献表示是否也是孝观念使然？

二、对"身体发肤，不敢毁伤"观念的考量

1. "身体发肤，不敢毁伤"的伦理根据

孝道是中国文化的核心，表现了中国人最基本的社会和宗教观念，至今仍是中国家庭生活的主要价值观念和行为准则。然而，何谓孝？孝的内涵和结构怎样？不论是普通老百姓还是专门的研究者恐怕认识和观点并不完全一致。

首先，"孝"是"善事父母"，即子女对父母的奉养、孝养。这是"孝"核心、稳定的内涵与结构。正如《说文解字·老部》所言："孝，善事父母者。从老省，从子。子承老也。"至于何谓"善事"，一般认为包括养、顺、敬三个层次。奉养父母无疑是为人子的基本义务，孔子说："事父母，能竭其力。"（《论语·学而》）随顺父母心意，依顺父母安排，是孝子的心愿。孟子说："不顺乎亲，不可以为子。"（《孟子·离娄上》）。孝养、孝顺进一步上升为孝敬。孝敬超乎物资供养、心意顺服，而关乎诚挚之情、庄重之礼，表现为端正、恳笃。

其次，"孝"是祭祀祖先、慎终追远、报本返始，即对先祖先公的追孝祭祀。据学者考证，西周孝的对象为神祖，不包括生人，逮至春秋，沿事生如事死的途径，孝对象除神祖外，开始下移到健在的君宗。① 对先祖先公的追孝祭祀，原本是孝的最根本含义，但是随着时代和文化的变迁，退居其次。

最后，"孝"是继承先祖德业、建功立业，以显扬父母、光耀门楣。"夫孝者，善继人之志，善述人之事者也"（《中庸》），"立身行道，扬名于后世，以显父母，孝之终也"（《孝经》）。发扬光大祖先父母的事业，修行自己的崇高道德，建立起有利于社会的功业，所谓"利泽施于人，名声昭于时"（韩愈《送李愿归盘谷序》）是孝的最高要求、最高境界。

现在的问题是"身体发肤，不敢毁伤"怎么就是"孝"的要求和体现呢？这可以从经验与学理两方面来解释：

第一，就经验层面的情感体验而言，父母是最疼爱自己的人，子女是父母的心头肉、心肝宝贝。父母最担忧的是，子女遭受病灾、伤害和刑罚。子女一

---

① 查昌国. 恶促使人自我超越与道德完善［J］. 安庆师范学院学报，1993（4）：42-48，108.

生平安，是父母最大的心愿。所以，子女尽孝道，从保护自己的身体，爱惜自己的生命开始，所以说"身体发肤，受之父母，不敢毁伤，孝之始也"。

第二，就学理层面而言，有两条路径可以推出对"敬重生命、惜爱身体"的路径。其一，《周易》被尊为"六经"之首，在我国古代思想文化史上具有无可取代的重要地位。《周易·系辞传》中说"天地之大德曰生"，明确地将"生"作为主旨彰显了出来，将生命作为天地间最为可贵的本体来加以赞颂。"身者，亲之遗体也。行亲之遗体，敢不敬乎？"（《大戴礼记·曾子大孝》）身体不仅是自己的生命的承载体，同时也是父母生命遗留下的身体，是父母生命在我们身体中的延续。善待自我、重视自我就是对父母乃至祖先生命的保全。惜爱自体生命，成就生生不息的生命之流就成为"孝"的要求，并进而具有神圣性。其二，孝道是对"人从哪里来、到哪里去"这终极问题的中国式解答。天地是世间万物生命的本源，先祖则是人这一族类的本源。人的生命来自先祖，这是对"人从哪里来"的回答；只要家族香火不断，子子孙孙无穷尽，则生命在家族生命的血脉传承链条中永续，有限的生命得以永恒，"到哪里去"的问题因此迎刃而解。① 自身作为过去与未来的链接，作为当下，就有着承上启下的历史使命，敬重自身生命，惜爱自身身体也成为孝的当然要求。

2. "身体发肤，不敢毁伤"的规范今天并不过时

有学者提出要"对传统孝道进行重新解读"，要"消除因无知、误解而产生的文化和心理差异"。其实，今天看来至少"身体发肤，受之父母，不敢毁伤，孝之始也"的思想并不过时。

一方面，无论是在过去还是现在，抑或是未来，子女一生平安，都是父母最大的心愿。子女尽孝道，让父母心安少牵挂，理应从保护自己的身体，爱惜自己的生命开始。另一方面，生生乃宇宙之大德，生生不息就是永恒。古人对个体生命的永恒追求是建立在继先传后、生生不息的基础之上的。"孝"不仅关涉血缘关系，还关涉个体生命的存在。"身体发肤，受之父母，不敢毁伤"是对个体生命价值的肯定，是对人性和人格完美的追求。"不敢毁伤"的训诫为个体生命现世存在的合理性奠定了基础，并进而衍生出生命的意义以及人生在世的使命与追求。

惜爱生命不仅是传统孝道的基本要求，也是中国传统文化的基本命题。孔

---

① 朱岚. 传统孝道的宗教意蕴及现代孝道的重建［J］. 西北师范大学学报（社会科学版），2014，51（3）：5－10.

子在恪守礼的规定、严格按等级制原则行事的同时，又对生命充满关爱，非常珍视生命的价值。为了赢得更多的行仁时间，他把敬身安体看得比礼仪的规定更加重要。孔子的养生理论是："将身有节，动静以义，喜怒以时，无害其性。"（《孔子家语·五仪解第七》）身体不仅是自己的生命的承载体，也是父母生命在我们身体中的延续。为了自身安全，不登高，不临深，不处险地。老子生命哲学的重要思想是贵己重身。老子说："贵以身为天下，若可寄天下；爱以身为天下，若可托天下。"老子还说"名与身孰亲？身与货孰多？"名利、财货失去了可以重新获取，但生命却是一次性的，失去了将再也无法求得。在人所追求的一切价值中，生命价值是第一位的，对生命价值的维护是生命活动的最基本、最重要的原则，过去如此，现在如此，将来也是如此。

三、孝道与公民自身遗体器官捐献意愿的关系

对于孝道与公民自身遗体器官捐献意愿的关系，笔者认为"身体发肤，不敢毁伤"的观念并未妨碍公民自身的遗体器官捐献意愿。

基于"身体发肤，不敢毁伤"的观念会妨碍遗体器官捐献意愿这一认识，有学者认为要对"身体发肤，不敢毁伤"这一观念进行重新解读。例如，王明旭、张文、王学良（2008）认为"身体发肤，受之父母，不敢毁伤，孝之始也"实际上是教育人们要爱护自己的身体，防止身体无端受到伤害。但它并不是至高无上、绝对不可以变通的原则。当为了道义，在大是大非面前，必须用部分身体甚至生命做出牺牲时，儒家又有舍生取义、杀身成仁的至高追求。更何况是生命将逝，不用就白白浪费的器官。[①] 尤吾兵（2014）认为，应该破除人体器官捐献"坚冰"，传统文化中的"孝"要求人们认识到"身体发肤，受之父母，不敢毁也"，这在人类医学还没有发展到能够对人体器官充分利用的时候有积极意义，强调对身体、遗体的完整保护，旨在教导人们要爱惜自己的身体，防止自杀及其他行为对身体的损害。但在医学和治疗技术发达的今天，固守传统视域下的"孝"已经远远落后于时代的发展了，各种外科手术就无法实施，器官移植也无法进行，很多疾病也将无法治愈。

---

① 王明旭，张文，王学良. 器官捐献的家庭同意原则：儒家伦理的现代应用 [J]. 中外医学哲学，2008，6（1）：63－65.

笔者认为，以上都是对"身体发肤，不敢毁伤"的误读。第一种误读，把"不得毁伤"错误地延伸到死亡之后的遗体。其实，对身体的珍视、珍爱，不论是基于孝道还是出于哲学信仰抑或养生观念，都是将生命、将对生命的珍视界定在死亡之前。死亡是生命的终结，生命终结意味着人生使命的完成。当然，中国有全尸而终的观念，并将这一观念延伸为全尸入土为安。这一观念确实会妨碍遗体器官捐献，正如 Jiefu Huang、J. Michael Millis、Yilei Mao 等（2012）所言：在中国对器官捐赠的文化抵制往往建立在传统的儒家观念中，即死者的身体应该保持完整。① 但是这种妨碍是传统殡葬观的妨碍，并非传统孝道的妨碍，不可把殡葬观等同于孝道。如何对传统殡葬观进行适应性改造，将在第六章中进行专门研究。第二种误读，把捐出遗体器官界定为对身体的伤害。前文已经分析过，之所以保全身体、爱惜生命，无外乎免除父母的担心和延续家族繁衍以及完成人生使命，以实现人生圆满，而捐献遗体器官已经不是对生命的伤害，已经不妨碍人生在世责任与使命的达成，相反更有助于他人生命的延续，有助于修行自己的崇高道德，建立起有利于社会的功业，所以说，传统的孝道不仅不会妨碍遗体器官捐献；相反，最高层次的孝道——立身行道，扬名于后世，以显父母反而有助于遗体器官捐献。孝的根本在于对生命的敬重和对生命的延续，当民众自愿、无偿把器官在去世后捐献出来时，这不是对生命的不尊重，不是对生命的伤害，而是通过"延续性"来体现对生命的尊重，同时也是捐献者生命意义的进一步放大。

　　因此，笔者的观点是：真正的孝道不仅不会妨碍遗体器官捐献，而且还会肯定和支持遗体器官捐献这一延续生命、追求卓越和永恒的高尚行为。认为捐献器官会毁伤身体、违反传统孝道是对传统孝道的曲解。

四、孝道与父母遗体器官捐献的关系

　　如上所述，有研究者认为孝道会使子女不愿意捐献逝去亲人的遗体器官，即便逝者生前有明确的捐献表示，也不愿遵从；孝道还会妨碍子女捐献过世长辈的遗体。其实，这些认识似是而非，并非尽然。

---

　　① Jiefu Huang, J. Michael Millis, Yilei Mao, etc. A Pilot Programme of Organ Donation After Cardiac Death in China［J］. Lancet, 2012,（379）：862－865.

如上所述，孝道的核心、基本内涵之一是"随顺父母心意，依顺父母安排"，如果父母做出捐献遗体器官的决定，作为子女的应该理解、支持，并怀抱崇敬之情。这是因为，人去世后把自己有用的器官捐献给需要的人，不仅挽救了一条生命，也使自己得到了新生，实现了生命的不朽，是功德无量的事情。按照孝道的要求，子女应敬重父母的决定，并在父母百年之后，应成全父母的心愿。相反，极力反对父母做出遗体器官捐献的决定，或者是不执行父母生前捐献遗体器官的决定，才是不孝的行为。

中国新闻网曾以《耄耋夫妇志愿捐献遗体，子女称为长辈感到骄傲》为题刊发了这样一则消息：86 岁的胡传骅、82 岁的章毓庆夫妇双双在《遗体捐献志愿书》上签下自己的名字。女儿胡兰听到父母的决定，一点儿也不觉得突然，在她眼中，父母总是在努力做对社会有用的人：宽厚、仁慈、博爱。父母的选择符合他俩做人的逻辑。外孙女杨洁在参加外公、外婆遗体捐献登记签字仪式时说，自己为有这样的长辈感到骄傲。① 读完这则新闻，相信读者会判定女儿胡兰、外孙女杨洁具有孝的美德。假如女儿胡兰、外孙女杨洁极力反对老人的决定，拒不配合，反倒会被读者指责为"不孝"。

这里，还有一个问题需要仔细讨论，就是：如果父母生前表示不同意捐献自己的遗体器官，或者是没有明确的捐献与否的意思表示，做子女的遵循孝道会如何决策？我国《人体器官移植条例》规定：公民生前表示不同意捐献其人体器官的，任何组织或者个人不得捐献、摘取该公民的人体器官。这一规定和孝道的基本精神、基本要求是一致的。《人体器官移植条例》还规定：公民生前未表示不同意捐献其人体器官的，该公民死亡后，其配偶、成年子女、父母可以以书面形式共同表示同意捐献该公民人体器官的意愿。笔者认为，按照孝道精神和要求，如果父母生前没有做出捐献遗体器官的明确表示，作为子女的一般不应该做出捐献遗体器官的决定，除非确切知道父母生前有捐献遗体器官的明确愿望，只是由于客观原因没有能够在法定遗体器官捐献机构登记。

---

① 耄耋夫妇志愿捐献遗体，子女称为长辈感到骄傲［EB/OL］．http：//www. chinanews. com/sh/2013/07 – 01/4990049. shtml，2018 – 08 – 09.

五、本章小结

切实提高我国公民遗体器官捐献率是亟待研究解决的理论和现实问题。为此，就要找到影响因素并据此给出解决与应对措施。

有学者及社会人士认为传统孝道妨碍了遗体器官捐献，对此笔者持不赞同态度。笔者首先分析了孝的内涵与结构分析，论述了"身体发肤，受之父母，不敢毁伤"的伦理根据与理由，进而认为传统孝道不仅不会妨碍遗体器官捐献；相反，最高层次的孝道——"立身行道，扬名于后世，以显父母"反而有助于遗体器官捐献。另外，按照孝的要求，如果父母做出捐献遗体器官的决定，作为子女的应该理解、支持，并怀抱崇敬之情。

当然，中国有全尸而终的观念，并将这一观念延伸为全尸入土为安——这是中国传统殡葬观的体现。剖析传统殡葬观与公民遗体器官捐献的关系，并对传统殡葬观进行适应性改造是本书第六章的主题。

第六章 中国传统殡葬观与公民遗体器官捐献的关系

殡葬是中国传统文化中特殊的组成部分。千百年来，人们在殡葬观念上以及具体的殡葬行为方式上，一直沿袭着传统的殡葬观念（以儒家、墨家为主），并且厚葬与薄葬交织更替，使中国的殡葬习俗成为文明传承中独具特色的一部分。

一、殡葬：慎终追远的开始

殡葬，由"殡"与"葬"构成。"殡"是停灵柩之意，并由此而引申为人们在停柩期间，对死者的哀悼和哀悼形式。例如，《汉书》说"王者七日而殡，七月而葬，诸侯五日殡，五月而葬，大夫经时而葬，士及庶人逾月而已"。这里的殡则是指停灵柩的时间。殡无论是指停灵柩的地方，还是指停灵柩的时间，在后来都被引申为人们对死者的哀悼形式，沿用至今。停柩待葬期间要举行一系列社会性活动以表达人们对死者的感情。

"葬"的含义是指处理和掩埋死者的遗体，即对死者遗体的处理方式。司马光则在《葬论》中进一步解释道："葬者藏也，孝子不忍其亲暴露，故敛而藏之。"

殡葬是一种自然现象，反映在人与人之间的关系上，尤其是反映在殡葬习俗上则是一种社会现象。殡葬的礼仪及其遗体处理方式，是一定时期社会意识形态的反映，是一个民族和国家社会进步与文明程度的标志。

殡葬活动并不是从人类之初就有的。在原始社会初期，由于社会生产力发展水平低下，人们的思维能力和自我意识尚处于萌芽状态。"上世尝有不葬其亲者。其亲死，则举而委之于壑。他日过之，狐狸食之，蝇蚋姑嘬之。其颡有泚，睨而不视"①，这种比较原始的埋葬方式，谈不上殡葬。大约从旧石器时代中期开始，人们对待死者便由无意识的处理转变为有意识的安葬，殡葬观念逐步形成。当时的殡葬非常简陋，人死后用荒草包裹好后，埋入土中即可，不用棺椁，不起坟堆，无任何标志。真正意义上的殡葬活动是在人类进入氏族社会以后由于"灵魂不灭"观念的产生而产生的。考古发掘证明，在当时的遗址中，对死者遗体有了"化妆"处理（如将遗体染色），死者有了随葬品。这说明氏族社会的人们开始对血缘关系有了认同，对死者的遗体有了保护意识，对祖先有了追念意识。"死在棺，将迁葬柩，宾遇之"②，当人们通过一系列的社会性活动来对待死者时，殡葬就具有了社会意义和文化意义，也就产生了殡葬伦理观念。

儒家所倡导的"礼"和"孝"，构成了整个中国传统殡葬观念的基本内核，在此基础上形成的厚葬的殡葬观，深深影响了后世的中国普通民众。孔子主张"慎终追远""事死如生""三年守丧"，其殡葬观念影响深远。"厚葬久丧以送死，孔子之所立也"③，其弟子将"慎终追远，民德归厚"的主张作为殡葬观的内核贯穿始终。慎终，就是要细心地对待一个人的人生，直到他最后那一刻，使生者没有遗憾，死者也没有遗憾。"慎终"必以人为本，包括照料死者与遗属的心理与精神层面。慎终，其目标在于如何尽量减轻一个人去世带来的遗憾，增加其死亡带给后世的正面意义。追远，没有遗憾，整个心理过程就可以演化成一种可以传递的思想，可以传递的意识形态。慎终追远的目标就是民德归厚，人民的德性德行融入了忠厚、厚道，我们才有谈论落实其他社会议题的基础。

墨家的"节葬论"直接针对儒家的"厚葬论"。据《淮南子》记载："墨子学儒者之业，受孔子之术，以为其礼烦扰而不说，厚葬靡财而贫民，（久）服伤生而害事，故背周道而用夏政。"④ 墨子对儒家厚葬久丧、劳心伤财等进行直接否定，认为"……久丧伪哀以谩亲"⑤，直接导致"丧天下"："厚葬久丧，重为棺椁，多为衣衾，送死若徙，三年哭泣，扶后起，杖后行，耳无闻，

① 朱熹. 四书集注·孟子·滕文公上 [M]. 海南：海南出版社，1992.
② 许慎撰. 说文解字 [M]. 北京：中华书局，1963.
③ 江天一. 传世藏书（第二卷）. 淮南子·氾论训 [M]. 北京：华艺出版社，1997.
④ 江天一. 传世藏书（第二卷）. 淮南子·要略 [M]. 北京：华艺出版社，1997.
⑤ 江天一. 传世藏书（第一卷）. 墨子·非儒下 [M]. 北京：华艺出版社，1997.

目无见，此足以丧天下。"① 春秋战国时期，厚葬之风已经波及社会的各个层面，厚葬带来了严重的社会问题："王公大人有丧者，曰棺椁必重，葬埋必厚，衣衾必多，文绣必繁，丘陇必巨；存乎匹夫贱人死者，殆竭家室；存乎诸侯死者，虚库府……若殉从，曰天子杀殉，众者数百，寡者数十；将军、大夫杀殉，众者数十，寡者数人。"② 贵族极尽奢侈，厚葬随葬场面大盛。厚葬导致国库空虚，社会财富遭受巨大损失。

儒家殡葬观从社会礼制以及伦理道德出发，有它的合理性一面，而墨家的丧葬观是从底层社会出发，亦具有节俭、安民的积极意义。

二、葬的方式

1. 土葬的由来

《礼记》中有："葬也者，藏也，藏也者欲人之弗得见也。"土葬是将遗体掩埋土中的遗体处理方式。中国以汉族为主体，汉族一直盛行土葬，这一传统与农业地理条件及其文化相关。汉族古称华夏族，起源于五千多年前的黄河中下游的炎黄部落，这里肥沃的土地被视为万物之母、生命之本。在农业民族看来"天为父，地为母"。土地有"生育"的功能。人死后，埋入地里是使死者得到安息、灵魂再生的最好办法，所以，中国传统文化观念历来强调"入土为安"，久而久之用土埋遗体的处理方式便成为一种葬式固定下来，被人们代代相传，一直沿用至今。

2. 火葬的概念

火葬，又名火化、焚化。《墨子·节葬下》载："秦之西，有仪渠之国者，其亲戚死，聚柴薪而焚之，熏上，谓之登遐，然后成孝子。"火葬是用火将遗体焚化的遗体处理方式，它与土葬是相对立的。

中国的殡葬史上，最引人注目的是土葬和火葬、隆丧厚葬和简丧薄葬的对立。中原汉民族（或农业民族）传统流行土葬，但当时我国一些少数民族却非常流行火葬。火葬的兴起与东汉佛学东移有密切关系。佛教认为，肉体是"不洁净"物，是灵魂的牢笼，它会产生无穷欲望，阻碍人的灵魂进入一种高

---

① 江天一. 传世藏书（第一卷）. 墨子·公孟 [M]. 北京：华艺出版社，1997.
② 江天一. 传世藏书（第一卷）. 墨子·节葬下 [M]. 北京：华艺出版社，1997.

度寂净状态。因此，人去世后将肉体火化是最彻底的办法。僧徒死后都依教规焚化，后来扩大到民间，甚至皇室成员也有火葬。

3. 我国的殡葬政策

中国社会厚葬风气长盛不衰的原因错综复杂。首先，厚葬与当时社会生产力的发展以及人们生活水平的提高有关系。人们只有在有了剩余产品的前提下，厚葬才有可能。其次，厚葬与原始的灵魂不灭观念以及人们对于鬼神的敬畏有关。灵魂不灭观念认为，人死精神在，灵魂能够干预人事，祸福后人。再次，厚葬与宗教信仰有关。人人都有"善终"的愿望，厚葬既是对逝者的"善终"，又能给世人带来心灵的慰藉。最后，厚葬与儒家所提倡的殡葬观念有直接的因果关系。儒家所倡导的"礼"制和"孝道"，构成了中国传统殡葬观念的基本内核，汉代儒家以其"独尊"的特殊地位，为业已存在的厚葬风气推波助澜，并最终形成了一套完整的中国殡葬观念及实践体系。

以文明、节俭、科学办丧事为基本内容的殡葬改革，是顺应社会进步与发展的移风易俗社会改革。我国现行《殡葬管理条例》提出殡葬管理的方针是：积极地、有步骤地实行火葬，改革土葬，节约殡葬用地，革除丧葬陋俗，提倡文明节俭办丧事。人口稠密、耕地较少、交通方便的地区，应当实行火葬；暂不具备条件实行火葬的地区，允许土葬。

虽然我国推动殡葬改革的初衷是好的：一方面节约用地，另一方面节俭办丧事，但是由于制度的不完善以及民众观念的滞后，在实际施行中存在诸多问题。例如，丧葬方式一直以来并没有发生很大的改变，唯一的变化就是尸体处理方式从直接入棺变成了火化后骨灰"二次入棺"。公墓价格居高不下，在有自己土地的情况下，农民们无疑会选择葬在自己的耕地里。丧葬行为的形成是几千年文化积淀的结果，去除不符合时代的部分并非易事，需要找对方法，循序渐进，不能一味地、单纯地推行葬法改变。有学者提出：火葬有其一定的进步意义，但切断了生物循环链，耗费资源不菲，也破坏了环境。土葬是中国的传统，有其自身的道理，如能结合"死欲速朽""物化"等传统思想作进一步改革，仍能达至人死回归自然、回归人之本然的目标。建议通过实行"回归葬"，促进殡葬改革，促进社会进步（刘信芳，2017）。①

① 刘信芳. 中国殡葬改革的几点思考［J］. 合肥学院学报（综合版），2017，34（4）：86－91.

三、哀荣与音容宛在：对传统殡葬文化的适应性改造

哀与荣是一体的，是辩证的关系。"哀"源于人之死，"荣"源于目睹死者生前为家人建立的被肯定的社会联系，以及死者在各种社会网络中获得肯定。

"哀荣"的效果就是死者在后人心目中逐渐变成"音容宛在"，从殡到祭，目标就是要完成"音容宛在"的永续。

以"哀荣"为指针，必要的殡葬礼仪的意义在于：第一，给生者以安慰。一个人死亡之后，家庭最需要的保障是死者原来的全部关系网络继续生效，支持其后代继续生存。亲友通过吊丧和致奠肯定亡者，也是向亡者的子孙承诺，将来不会断绝亡者原本建立的关系，也会像支持亡者那样支持子孙。这有助于亡者家庭度过痛失亲人的变局，也有利于鼓励生者为善。第二，是对死者的肯定。在死者出殡前，死者生前参与的组织会赠送挽联或花圈，各自或联合诵读奠文，这是对死者的肯定，这是实现由"哀"到"荣"的重要环节。第三，殡葬礼仪和现场气氛可以感染每一个在场的人，影响大家的心态与认知，回顾亡者生前的贡献，继承先人遗志，铭记逝者功德，达成虽死犹生，音容宛在的最终目的。

显然，以哀荣与音容宛在为指针，来对操办捐献者的殡葬仪式是对捐献者的理解和肯定，也是对捐献者无私助人精神的弘扬。

四、对"全尸而终"的重新解读

在丧葬方式上民众一直也都相信这样的说法，只要物身完整的被安葬在风水好的土地下面，那么灵魂就不会受罪，而且最重要的是人死后的灵魂是会保佑后辈的生活风调雨顺，所以，安葬好物身被认为是在农耕社会中能够改变自身命运的做法。

在那样的年代民众靠自身的力量想要克服困难是有一定的难度的，农耕社

会又是只能够靠天与地吃饭，在民众看来天与地里都是有鬼神在的，这些鬼神很多都是人死后的灵魂，也就使得民众在面对死亡就只能尽他们最大的努力安葬好肉身，期望得到灵魂的庇佑。在这种情况下想要民众捐献这个肉身就等于他们未来的希望没有了，遗体捐献是不可能实施的。

还有一种观念和心理认为"全尸而终"可以得到好的来世。其实，按照佛教的观点，转世为人是很不容易的，后世投胎的去处，决定于前世的善与恶。一个人生前，如果行十善，可能升天道，守五戒，才能下世转人，如果贪心重，多投胎鬼道，如果嗔怒心重，多堕地狱，如果生前蛮横不讲道理或者不信因果，多转畜生。也就是转世与尸体是否齐全是无关的。相反，如果捐献遗体器官救治他人是功德无量的事情，是有助于来世进入幸福与极乐世界的。

在现代社会民众也就不再以鬼神为生活的依赖，也就不再把安葬好肉身视为幸福生活的唯一途径。民众在现代社会的背景下有可能选择遗体捐献这样的利他的公益举措，是民众在无意中不断适应社会发展的需要，也在不断适应自身发展，所以遗体捐献对于文化进化来说是特殊进化，在现代社会中民众这种互惠的交往模式就这样被延续下去。

有这样一个案例能够比较好地说明这种文化的改造与现代化适应：捐赠者，肖某，男，26岁，四川自贡人，为家中独子，生前在佛山一家制衣厂工作，工作3年，已成为厂里的中层管理人员。据其工厂的领导、工友介绍，肖某平时乐于助人，很有人缘。打工的这几年已有一处房产，育有两个孩子。2012年5月29日凌晨，肖某驾车与另一辆摩托车发生追尾事故，导致其严重的脑外伤，于6月2日中午被判定为脑死亡。

肖某的表哥听肖某工厂里的师傅提及器官捐赠这个可能，并认为既然人已经不在了，要是能给社会做点贡献还是很好的。这一想法确实让死者家人尤其是父母难以接受，他们认为：按四川老家的风俗，人死后是要土葬的，花钱买一块风水好的土地，将死者安葬是对他的尊重。但要是将器官捐赠出去的话，死者便没有了全尸，这在当地的观念中是很难接受的。因此，捐赠遭到了部分亲人的反对，特别是爱子心切的母亲，在接受不了儿子已经死亡的打击下，还要再承受儿子死后不能保留完整身体的选择。但是肖某的表哥觉得如果表弟的器官能帮助其他人，"虽然肉体不在了，灵魂还在的，还活着"。在表哥的劝说安慰下，肖某的家属最终同意了捐献。①

---

① 余成普. 器官捐赠的文化敏感性与中国实践［J］. 中山大学学报（社会科学版），2014，54
（1）：131－144.

当然，在移植实践中，摘取器官后，身体并非破烂不堪，或是一副掏空的皮囊，相反，医生用纱布将其腹腔填满，然后再小心地缝合好，使之成为完好的尸体。

五、慎重对待捐献者的遗体

殡葬活动不是简单的遗体处理活动，而是表达生者对逝者的尊重、思念、回忆、感恩等感情，使生者获得精神满足的精神关怀活动。遗体器官捐献者生前对社会做出无私奉献，逝世后更应该得到社会的肯定和群众的缅怀，这是对捐献者的肯定和褒奖，是对家属的极大安慰和鼓励，也是一种良好的社会示范活动。因此，在捐献者的殡葬活动中，要注意以下方面：

1. 慎重办理捐献者的丧事

殡葬礼仪可以让大家懂得死者的重要，是生命的、社会的、文化的教育。回顾亡者生前的贡献，这就是互相提醒生命的意义，激励子孙学习先人，延续优良家风。陈柏峰（2012）认为，丧葬仪式秉承了村落文化自身所具有的神圣性和超验性，在逝者与生者、逝者与祖先之间建构出严肃的、神秘的关联。由此而衍生出的敬畏心理，使得村民能够遵循这一丧葬传统和村落规范，通过超验的、神秘的意义体验获得在宗族村庄中的行动规范，以敬畏的心态看待丧葬传统的意义，以及由此构建出的人际关系。① 因此，应该慎重办理捐献者的丧事，追念他们的无私奉献精神，教育后人学习他们的高尚品德。

殡葬文书如讣告、悼词、答谢词、祭文等是殡葬文化的载体，也是传承逝者精神财富文化的主要方式。当前的殡葬文书格式化现象严重，个性化的文书较少，难以实现对逝者价值的传承。对于遗体器官捐献者要认真撰写悼词，对逝者的品格和精神进行颂扬。

2. 给予适当的抚恤与补助

在器官捐献的制度建设中，需要强调的是，实行自愿无偿捐献遗体器官原则，但这里的无偿并不代表着没有任何的抚恤与补助。除了在精神层面进行鼓励以外，还可以把其他国家的某些成功经验进行有效借鉴。如成立遗体器官捐

---

① 陈柏峰. 火化政策的实施与丧葬仪式的变迁——基于江西安远县的调查 [J]. 南京农业大学学报（社会科学版），2012（3）：124 – 132.

献委员会，并建立专门的遗体器官捐献基金；对家庭经济困难的遗体器官捐献者，可以通过捐献者或家属申请，由评估委员会进行充分评估以后，按照一定的比例承担患者的部分医疗费用，遗体捐献者的丧葬费给予适当补贴，或者是给捐献者家庭成员购买保险，等等。

通过采用献血的"一人献血、终身受益，一人献血、全家受益"的成功模式，采取多种激励方式，对遗体器官捐献者给予象征性的物质补偿和一定的精神表扬，颁发类似于献血证的遗体器官捐献证或者是遗体器官捐献纪念章；捐献者及其家属享有一定的优惠政策；愿意捐献的人及亲属（父母、子女）若是需要开展器官移植，和他人相比，拥有优先的权利，在进行治疗的过程中享有优惠。

总之，对捐献者进行适当的抚恤与补助，是向公众宣扬一种正面的社会风气，对遗体器官捐献工作具有良好的推动作用。同时，合理补偿也体现出了社会的公正，不但能使器官受捐者的生命获得重生，而且能够使遗体器官捐献者的精神得到慰藉，遗体器官捐献者的家属面对至亲失去的痛苦，捐献过程中所消耗的人力、财力与物力，进行合理补偿是社会道义的一种需求。为捐赠者家庭提供必要的丧葬补贴以及为困难的捐赠者家庭减免医药费用，从根本上来说，不是为器官定价，也不是物质交换，而是一种既保留了利他的伦理，同时又通过明确的途径提供的一种人道援助。例如，2013 年云南省正式启动器官捐献工作，几年来，在相关部门和单位的大力支持下，云南省人体器官捐献工作得到快速发展，在人体器官捐献宣传动员、报名登记、捐献见证、缅怀纪念、困难救助等方面发挥了独特的作用。2016 年至今，由贵州省红十字会主导、贵州省红十字基金会管理，贵州省人民医院、贵州医科大学附属医院、遵义医学院附属医院共同发起成立的贵州省人体器官捐献困难家庭人道救助专项基金，共向 20 户器官捐献者困难家庭实施了人道救助，发放救助金共计 85万元。

3. 开辟免费公墓

各级政府在财力和土地政策允许的前提下，为器官捐献者设立纪念公墓。2015 年 4 月，陕西省决定在西安和宝鸡试点，为无偿捐献器官的已逝捐献者在墓园建立墓地，并定期举行怀念会纪念他们。2017 年 3 月 23 日，贵州省红十字会人体器官捐献纪念广场落成暨人体器官捐献缅怀纪念活动在黔南布依族苗族自治州龙里县龙凤园陵园举行。为弘扬人体器官捐献者的崇高精神，贵州省红十字会与贵州省龙凤园陵园携手，在龙凤园内无偿提供 600 平方米土地，为贵州省人体器官捐献者建立贵州省首个缅怀纪念场所。云南省人体器官捐献者纪念园于 2016 年底竣工，园区占地 450 平方米，由小广场、纪念碑、附碑等组成。纪念碑主体雕塑名为《生命交响》，雕塑以浪花卷起绿叶的造型表达了人类生命昂扬向上的勃勃生机和对器官捐献者无私大爱的敬意。187 位捐献者的名字被镌刻在纪念碑两侧的附碑上，他们中有军人、公务员、教师、农民、医生和护士，每一例捐献背后都有着一个温暖心灵的生命故事。未来，《捐献者赞》将以中英文双语刻碑矗立于纪念园，以此赞扬捐献者的大爱之举。

用这样一种温情的方式厚待逝者，既能让逝者的生命在另一个生命上得以延续，也能让逝者后人铭记、使受惠者感恩。于此而言，这些墓地又何尝不是器官无偿捐献者的丰碑！

4. 建立纪念场馆

对于捐献器官的自愿者，省级的器官捐献办公室应向捐献者家属颁发捐献证书，各省市应该为捐献者修建遗体器官捐献纪念广场或纪念馆，立纪念碑，将每一位捐献者的信息刻于碑上，以示纪念。对家庭困难的捐献者，还将根据相关规定给予一定的人道救助。这样，一方面表示了尊重遗体捐献者，另一方面还具有社会意义，有利于发展医学事业，使其家属拥有寄托哀思的载体，让他们的名字与青山常在、与日月同辉。

每年的清明期间，由当地红十字会举办一次具有特殊意义的大型公祭活动，可以邀请遗体捐献者的家属、志愿者与当地相关部门的领导参加，社会上其他人员自觉参与到此活动中来，敬献一束鲜花以慰藉捐献者，采取这一形式有助于社会群体感受到捐献遗体的无私行为。

据报道，2004 年，天津市元宝山庄陵园有限公司无偿捐赠 600 多平方米场地建立奉献碑，将遗体和器官捐献者的名字镌刻在奉献碑上。2017 年 4 月 1 日，湖南省红十字会、湖南省卫生和计划生育委员会在长沙凤凰山遗爱人间公益陵园共同举办了以"青山不老，爱在人间"为主题的大型清明缅怀祭扫活动，缅怀长眠在此的 328 位遗体器官捐献者，感恩他们的无私大爱。当天，来自湖南省红十字会、湖南省卫生和计划生育委员会、移植医院的工作人员及部分捐献者家属、志愿者共 300 多人来到陵园，一起缅怀器官捐献者。活动在庄严肃穆的气氛中进行，全场来宾肃立，向捐献者三鞠躬并默哀一分钟。参加纪念活动的领导与家属、受捐者代表、志愿者们一起向长眠于地下的各位捐献者献上鲜花，感恩他们的无私大爱。①

---

① http://hn.rednet.cn/c/2017/04/01/4255713. 2019 - 01 - 07.

2018 年 4 月 3 日上午，湖南省红十字会主办的"为爱续航·为生命接力"遗体和人体器官捐献者清明缅怀活动在长沙市繁华闹市区雨花亭凯德广场举行。来自湖南省红十字会、湖南省卫生和计划生育委员会、长沙市红十字会、长沙市卫生和计划生育委员会，湘雅医院、湘雅二医院、湘雅三医院、湖南省人民医院 OPO 和移植医院、雨花区红十字会、遗体（角膜）接受单位等有关单位的领导和负责人、遗体和器官捐献者家属代表、器官移植受者代表、红十字志愿者、医学院校学生代表、社会各界爱心人士、各新闻媒体单位的记者和现场不断加入的市民等共 500 多人，共同缅怀纪念平凡而伟大的遗体和人体器官捐献者。上午 9：30，活动开始，首先播放了宣传片《为爱续航》，影片讲述了器官捐献"接力"生命过程中器官捐献者、移植受者、协调员、志愿者等的奉献与感恩，然后全场所有人员为器官捐献者默哀一分钟，接着捐献者家属及移植受者代表现场分享故事，协调员代表等也在现场表达心声，来自长沙、株洲、衡阳等地的器官移植受者代表现场感恩并表演了手语舞《感恩的心》，与会人员向刻有捐献者名字的心形花架献花，并在签名墙上自发签名并写下祝福纪念的话语。湖南省红十字会表示：尊重生命、热爱生活，传承善举爱行，才是对逝者最好的纪念和告慰！各级红十字会也将依法履职，凝聚人道力量，激发博爱情怀，奏响奉献旋律，继续努力做好器官捐献宣传动员、报名登记、捐献见证、公平分配、救助激励、缅怀纪念等工作，发挥好平台作用，让更多生命得以重新绽放。①

---

① https：//www. codac. org. cn/mhjnmhhd/20180507/696904. 2019 - 01 - 28.

第七章　加强遗体器官捐献宣传

——讲好捐献故事

　　器官捐献的意识不是与生俱来的，它不是人类的天性，而是后天教育的结果。社会宣传和人道传播是推动人体器官捐献工作科学持续开展的重要保障。因此，要加强遗体器官捐献宣传，讲好器官捐献故事，传播社会正能量。

　　从某种意义上讲，没有宣传，就没有捐献。面对器官捐献宣传工作的新形势、新要求，我们必须主动宣传，主导宣传，充分发挥宣传的引领作用、导向作用，大力营造器官捐献的良好舆论氛围。

　　本章对遗体器官捐献案例进行筛选、点评，以引起人们的共鸣，激发更多的爱心人士加入到遗体器官捐献的行列。

一、坚强伟大的父母捐献未成年子女的遗体器官

案例一：5 岁小女孩的遗体器官为三位重症病人送去生的希望

　　2017 年 10 月 1 日，一名年仅 5 岁的小女孩在南京医科大学逸夫医院因为脑死亡救治无效离世，她的父母忍痛捐献了她的肝脏和两个肾脏，为三位重症病人送去生的希望。博爱之都南京再一次演绎人间大爱。

　　这个可爱的小女孩名叫黄继弘，在家里排行老二，在幼儿园中班就读，她性格开朗活泼，因为能歌善舞，是家里的开心果，大家都亲热地喊她小鹅。2017 年 4 月下旬，在一次参加幼儿园儿童节节目排练的时候，老师意外发现小鹅左腿走路步态不稳，于是便通知家长留意观察这个反常的举动。五一劳动节一过，小鹅很快出现了走路蹒跚及肢体共济失调。意识到这一反常的情况，

5月11日，小鹅的父母赶紧把她送到徐州儿童医院检查，经过核磁共振检查，诊断为儿童脑干胶质瘤。这个诊断结果对于小鹅的父母无异于晴天霹雳，惊愕万分的父母怎么也不能相信，才5岁的可爱女儿会患上这样危险的肿瘤疾病。小鹅的爸爸在网上疯狂地搜索关于此类疾病的帖子，下决心一定要带女儿再进行一次深入诊断。就这样，5月14日，求医心切的父母又带着小鹅赶到北京天坛医院问诊，这里是国内神经外科最权威的医院，经多位专家会诊，确认诊断结果为不变，且一致认为手术风险很大，孩子年龄很小，如果冒险进行开颅手术，可能导致非常严重的后果，经过再三慎重权衡，父母只能忍痛决定放弃手术。走出北京天坛医院，首都熙熙攘攘的大马路上车来人往，但是这对悲伤绝望的夫妻却感到空前的无助，四目相对却欲哭无泪。

天真烂漫的小鹅还不明白发生的一切，她第一次来首都北京，对周围的一切都充满了好奇。看着不谙世事的女儿，父母只能强忍悲痛，不断地掩饰这内心的悲痛。父母商量了，决定带着从未出过远门的小鹅去看看北京天安门广场。因为当时的小鹅已经行动不便，父母只能轮流抱着小鹅四处走走看看，不时停下来介绍天安门广场周围的建筑及历史，还给小鹅买了一面鲜艳的小国旗，告诉她这是我们伟大祖国的象征。5月温暖灿烂的阳光下，天安门广场尤其显得雄伟庄重，小鹅举着这面小小的五星红旗，那一抹鲜红太美了，她左看右看都舍不得放下，她实在是太喜欢了。看着孩子举着小国旗这么开心，妈妈搂着她，让爸爸在天安门广场毛主席像前留了一张珍贵的照片。

回家后，父母尽量以一种不打扰的方式陪伴小鹅度过每一天，然而，可怕的病魔却在小鹅的体内日益肆虐。7月21日，最让家人揪心的事情终于发生了，小鹅突然出现了昏迷，家人再一次紧急把小鹅送到徐州市儿童医院进行抢救。看到女儿的病情进一步突变，小鹅父母思想斗争了很久，终于做出了伟大的决定。

原来，小鹅的爸爸黄涛是一名常年坚持无偿献血的志愿者，他的义举还在2016年获得了中华人民共和国国家卫生和计划生育委员会、中国红十字会总会、中央军委后勤保障部卫生局联合颁发的2014~2015年度全国无偿献血奉献奖铜奖。他说："我们的小鹅特别懂事乖巧，我们很爱很爱她，她那么小，可是却随时可能离开我们，这个现实太残酷了，我们的内心针扎一样疼痛。前几年我献血的时候，看到了红十字会器官和遗体捐献的宣传，觉得这是一项非常伟大的人道事业。人走了，有用的器官可以用来移植救治更多的病人，一方面，我觉得女儿的生命可以得以延续，能让她以一种另外的方式继续活在这个世界上。另一方面，让更多的家庭不要因为失去亲人而陷入无尽的悲痛之中。"7月21日，小鹅的妈妈在医院看护重病的孩子，小鹅的爸爸黄涛来到徐州市沛县红十字会，填写了小鹅的人体器官捐献意愿书。

一天一夜的抢救并没有使小鹅的病情出现转机。7月22日，小鹅又被连夜送往南京医科大学附属逸夫医院抢救。在院期间，小鹅偶尔能出现一些神志清醒的时候。小鹅的爸爸噙着泪花说："孩子在病重期间，已经不能说话了，她尽力地用小手抓着我的手，然后用水汪汪的大眼睛怔怔地看着我。有一次，她用手费力地指着那面在天安门广场买的小国旗，暗示让我交给她，我就把小红旗放到她手中，她紧紧地抓着，眼睛注视着那一抹鲜红。好几次，我怕她太累了，就想过去把国旗拿走，让她能休息一会儿，可女儿攥住了旗杆怎么也不松手。护士阿姨好几次也想把小国旗从病床上拿走，但是小鹅也是紧抓不放。冥冥之中，我能感觉到女儿和国旗之间有割舍不断的特殊缘分。"这面鲜艳的五星红旗陪伴着始终卧病在床的小鹅，给她安慰和力量。

9月底一天，小鹅出现了高烧，然后陷入深度昏迷，她被紧急转到高危病房抢救，最终因为脑死亡医治无效于10月1日国庆节当天离世。按照生前签署的器官捐献意向书，南京市红十字会派员全程见证了捐献的全过程，小鹅最终捐出了肾脏和肝脏，为三人送去生的希望。小鹅成为南京市2017年度第27位也是累计第133位器官捐献者。

小鹅的遗体在南京火化后，父母携带她的骨灰返回老家沛县，并在当地的公墓举行了花坛葬。"我们始终觉得女儿没有离开我们，女儿在生命的最后，奉献出了大爱，直到现在，她的生命还在延续，她永远活在我们的心里。亲戚朋友见到我们，有问起小鹅的近况，我们就说，女儿在南京很好，谢谢大家。"芸芸众生中，小鹅一家虽然那么平凡如微尘，但是他们一家无私奉献的精神却光荣伟大，让我们感受到真实的温暖人性的光辉；人生长河中，小鹅的生命虽然很短暂，但是她捐献器官救治病患的"人道、博爱、奉献"的红十字精神却历久弥新；小鹅的躯体虽然已经回归大自然，但是他的部分生命还在延续。小鹅一家人的凡人善举却体现出了善良温暖的伟大的人性光辉，体现出了一个普通的社会公民以一己之力去推动整个社会发展进步的核心价值观和正能量。①

案例二：坚强、善良的父母捐献女儿的遗体器官

"捐献女儿的器官和遗体，我也经历了痛苦的内心挣扎，我想，女儿会理

① http://redcross. nanjing. gov. cn/xwzx/tbxw/201710/t20171013_ 5055204. html, 2019 - 01 - 12.

解和支持我们的。"说起自己半个月前的决定，浙江省杭州市建德市大洋镇麻车村的钟美说她并不后悔。

钟美的女儿靓靓，2018 年 11 月 7 日因为白血病离开了人世。在她生病期间，得到了很多好心人的帮助。女儿去世后，她和丈夫龚淼芳一起，将女儿的遗体、器官捐献。

爱心接力，解了这个家庭的燃眉之急

"这是靓靓最喜欢的童话书，这是她画的全家福。"见到钟美时，她正在女儿的房间里，一边整理着她的物品，一边喃喃自语："孩子，天冷了，早点回家，房间我们已经整理好了，被子也是刚刚晒过的……"

这间今年春天当地公益组织为靓靓精心装扮布置的房间，女孩没有住过一天，如今，却寄托了她和丈夫龚淼芳对孩子的全部哀思，钟美每天都会去打扫、整理，开窗通风。

钟美的微信朋友圈里，记录了孩子成长的喜悦，也记载了这一年多来为她看病的艰辛，直到今天，她还是不敢相信靓靓已经离世的事实。

钟美夫妇之前有过一个智力残疾的女儿。丈夫龚淼芳患有肺心病，生活无法自理，一家靠钟美打工收入为生。2010 年，靓靓的出生为这个苦难的家庭带来了希望。

打开靓靓的相册，一个活泼、可爱的小姑娘映入眼帘。尽管收入不高，但一家人总想方设法为她提供最好的成长环境。靓靓很乖巧也很懂事，小小年纪就会帮家里干家务活和农活、照顾父亲。

"每天回到家，靓靓都会和我们讲幼儿园里发生的好玩的有趣的事情，老师发的零食，她也会带到家里和我们一起分享……"钟美平静地讲述着女儿生前的事情，讲着讲着，眼眶里已全是泪水。

本以为随着女儿年龄的增长，一家的生活会越来越好，然而，一场重病打破了这一切。2018 年 2 月底，孩子被查出白血病，从此，一家人踏上了艰难的求医之路。

"当时，我带了 3000 元去省儿保为女儿看病，医院说住院费就要交 3 万元，我东拼西凑找了所有亲戚朋友，才凑到了 9800 元。"钟美回忆说，正当她为女儿的医疗费犯愁时，一场爱心接力也在悄然展开。

最先为靓靓捐款的，是他们的家乡建德大洋镇，当地政府为他们家办理了低保，并发起了募捐，很快，第一笔两万多元的资金打到了钟美的账户上，解了她的燃眉之急。

靓靓的遭遇也被热心的乡亲发到了网上，引发了巨大的同情和关注。钟美给记者翻开一个账本，记载着好心人的姓名和捐款数额，有的几千元，有的几百元，还有的只有网名。

"还有很多，我们来不及记，一年多来，为靓靓捐款的好心人，有1000多位，捐款总量超过50万元，我们心里，永远记着这些好心人，真的很感谢他们。"在采访的过程中，钟美和龚淼芳说得最多的，就是感谢，他们感谢所有帮助过他们的人，没有他们，靓靓的治疗根本没法延续。

"有几个还是省儿保工作人员，他们在我交钱的时候，悄悄地塞给我几千元钱，什么话都不说就走开了，到现在我也不知道他们叫什么。"说着，龚淼芳塞给记者一封信，是她写给省儿保医务人员的，感谢他们的帮助，希望记者代为转交。

捐献器官遗体，相信孩子的生命用另一种方式延续。

虽然有太多的热心人在帮助、支持靓靓，但是，女孩的病情还是不停地恶化，9月24日，她被送进了省儿保ICU。

"妈妈，我想活下去，救救我吧……"送进ICU之前，靓靓留给她的最后一句话至今还像一把刀子，剜着钟美的心。

省儿保ICU医生王梦媛说，靓靓很坚强，对治疗很配合，"可以感觉她是个很聪明的孩子，家教也好，很懂事。"

为了救女儿，钟美想尽了一切办法，甚至还专门飞到中国香港去买特效药。

11月初，钟美收到了第10张病危通知。根据医生的意见，钟美决定为女儿捐献自己的淋巴细胞，做最后一搏。

11月7日下午4时，天气阴冷，钟美在杭州市第一人民医院完成了体检，正准备为女儿治疗单采淋巴细胞，她的手机响起来，是儿保ICU的办公室电话，"靓靓，没了……"钟美眼前一黑，晕倒在了地上，尽管有了很多次心理准备，但是，她还是无法接受这个事实。

"想哭你就哭出来吧，多么可爱的女孩啊……"在省儿保见到钟美，ICU医生王梦媛轻轻抱住了她。

"孩子没了，我们把她的遗体的器官捐了吧。"龚淼芳小声地对她说。就在前几天，他也见到一位家长将去世孩子的器官遗体捐了出来。龚淼芳觉得，把孩子的器官和遗体捐出去，会比较有意义。

"不行，靓靓已经受了这么多苦了，我不能这么做。"钟美坚定地摇了摇头。

"我前几天就想和你说的，怕你接受不了，现在孩子没了，如果火化了，就什么都没剩下，如果捐出去，说不定还能帮助更多人。"龚淼芳说："我们的孩子能够得到这么好的治疗，全靠了大家的帮助，这也是孩子对社会的一种回报吧，我相信靓靓一定会愿意的。"

"让我想一想吧……"钟美轻轻地推开丈夫，低下了头。

两个小时后，钟美吃力地站了起来，对丈夫说："好吧，我支持，把女儿的器官捐了。"说完，又瘫倒在地上。

就这样，靓靓的眼角膜和大脑、遗体都捐了，眼科医院与两所医学院校就这样多了一位年幼的"无语良师"。

"这两个小时，是我人生中最挣扎的两小时，我真的不愿意女儿再次受苦，但是我又想，我们受了这么多好人的帮助，也只有这样回报社会了，由于器官衰竭，我女儿的大器官不能移植给其他人了，但是，用于科学研究，或许能够更好地找到战胜这种病的办法呢，我想，通过这种方式，女儿的生命通过另一种方式得到了延续。"钟美说，因为怕误解，到现在他们也没有和任何亲戚朋友说捐献女儿器官遗体的事情，不过等过些日子，她还打算去建德市红十字会，登记捐献自己和丈夫的器官、遗体，她希望这种做法，能让更多人的接受。

二、子女自愿捐献逝去亲人的遗体器官

2018年9月28日，一场突如其来的意外给浙江省台州市天台县洪畴镇戴中日一家带来重重一击。家里的顶梁柱戴中日在工地打工时不幸被一根铁管砸中，虽然医务人员竭力抢救，但戴中日最后还是抛下了妻子、女儿离开了人世。

在悲痛中，戴家人做了一个出乎意料的决定，将戴中日的器官捐献，让他的生命用另一种方式延续。一场意外，让一个家庭没了丈夫、父亲，却也让5个人获得了"重生"。

意外突至，家里的顶梁柱没了

"在记忆里，爸爸像一座大山，是一家人的依靠。"戴中日19岁的女儿戴慧玲说，父亲在工地打工、母亲在家操持家务，家境虽不富裕，但一家人过得温馨幸福。在戴慧玲心中，父亲平日里话不多，但做事认真、待人真诚、很有责任感，是自己的榜样。然而，一场突然而至的事故打乱了他们原本安稳的生活。

"9月的一天，妈妈打电话来，说爸爸在工地上被铁管砸到了，但是当时情况好像不严重，他感觉没什么事，第二天就继续去上班了。"戴慧玲说，本来这只是生活中的一件小事，没曾想这却成了父亲离世的导火线。

"刚开始，爸爸只是头有点痛，到了后面头疼得越来越厉害，家里人见情况不对赶紧把他送到医院救治。"戴慧玲说，到了10月12日，父亲的病越发严重。"之前一直是有意识的，有时候还能扶着他走两步，可到了后来他就昏迷了。"戴慧玲告诉记者，10月13日，她从学校匆匆赶到家，"当时医生说，爸爸的病很难治愈了。"

2018年10月15日，68岁的戴中日被确认为脑死亡。戴中日是家里的顶梁柱，也是家里唯一的经济来源，如今天突然塌了，全家人都异常悲伤，原本身体就不好的戴妈妈更是悲痛难忍。也就是在这个时间点，戴家人却做出了将戴中日的器官捐献的艰难决定。

这背后，有戴家人的不舍，也有戴慧玲的坚持。19岁的戴慧玲说"我是学护理学的，在大一上解剖课的时候，老师就给我们讲了别的老师捐献遗体器官以供研究的故事。"由于就读相关专业，戴慧玲在学校时接触到了不少器官捐献的案例。"最开始我也没想到这方面，是当时有人在我旁边说了一句器官捐献的事情，我才有了这个念头。"戴慧玲说，"在学校里，我听说过学校老师去世后捐献过器官，挽救了其他人的生命，觉得非常伟大。爸爸生前就喜欢帮助别人，我想让他去世后再做一次好事吧"。

戴慧玲说，自己与母亲、家中其他亲属商量捐献父亲器官的事，但如她所料，一开始家人坚决不同意："人都走了，怎么能不让他完完整整地走？"

家人同意捐献，助5人"重生"

"他们一直生活在农村，在他们的传统观念里，'人死后不能留个全尸'是非常忌讳的。"戴慧玲说，但自己仍然很坚持，她告诉家里人，自己也非常爱父亲，但是人死不能复生，不如让父亲再帮一下需要帮助的人，以另一种方式"活"下去。就这样，在她的耐心劝说下，一家人最终在器官捐赠上统一了意见。

核对信息、签字……10月15日下午，在浙江省红十字器官捐献协调员及天台县红十字会工作人员的见证下，戴慧玲及家属在天台县人民医院签订了器官捐献的相关协议。

当天傍晚，戴慧玲和家人在天台县人民医院急诊创伤监护室，见了戴中日最后一面。

20 点 01 分，戴中日心脏停止跳动；

20 点 03 分，开始手术；

……

一家人因生离死别而悲痛欲绝。之前还沉默不语的戴慧玲，眼圈通红，她望着天花板，深吸了一口气，把眼泪憋回到肚子里，随后，走到妈妈身边轻声安慰。

经过近两个小时的手术，浙江省人民医院移植科专家成功摘取戴中日的眼角膜、肝脏和肾脏。而就在生命定格的这一刻，戴中日的生命以另一种方式得到了延续，他将帮助三名重症患者重获新生、两位失明人士重见光明。接受戴中日捐赠的肝癌患者于 24 日顺利地从监护室转到普通病房。

天台红十字会办公室主任徐丹娇说，捐献器官是功德无量的善举，如今越来越多的人自愿加入到器官捐献的队伍。"难能可贵的是此次捐献由逝者女儿主动提出，着实令人感动。"①

三、踊跃进行遗体器官捐献登记的老人

案例一：身体健康的老夫妻，双双进行遗体器官捐献登记

"在本人去世后，无偿捐献遗体用于医学研究，无偿捐献可使用的器官免费用于移植，挽救患者生命。"做出这样承诺的不是病危患者，而是一对身体健康的老夫妻。生命可能在旦夕间逝去，为此，刘冬仁、连红夫妇用实际行动，了却了一个心愿，在遗体器官捐献志愿者申请登记表上签下各自的名字，成为江西省吉安市第 107、第 108 位遗体（器官）捐献志愿者，也是吉安市首例共同登记遗体器官捐献的夫妻志愿者。

近年来，媒体多次报道献血、捐骨髓、献出眼角膜、甚至是捐出某个重要内脏器官救人生命这样的感人故事，但夫妻俩一并捐献遗体尚不多见。66 岁的刘冬仁和 68 岁的连红，他们一个是下岗工人，一个是退休职工，尽管家境平凡，他们却很乐观。据了解，刘冬仁和连红是同学，结婚近 40 年，很少拌嘴，是街坊邻居眼里的"模范夫妻"，育有一个女儿，在外地打工，现在他们

---

① http://www.chinanews.com/sh/2018/10-26/8660450.shtml，2019-01-17.

的女儿已是两个孩子的母亲。

刘冬仁说，死后捐献遗体器官的想法，源于其在广东打工期间。在广东打工期间，刘冬仁经常去医院献血，看过很多患者急需器官救命的事。"当时我想自己死后是否能把遗体捐出去，让需要器官的患者重获新生。"有了这个想法后，刘冬仁便和妻子连红商量。连红说："开始我不理解为啥要这样折腾，后来他常跟我讲'生不藏、死不留'。我仔细一想，人死后什么都没有了，能把有用的器官捐献给他人也是件好事。"妻子连红说，"我们可以一起去。"

2016年8月初，刘冬仁和连红一起来到市红十字会办公室，在工作人员的见证下，毅然在遗体器官捐献志愿者申请登记表上签下各自的名字。"每当看到一些重病患者因无法及时做移植手术而受尽折磨，我特别痛心。人死后，啥都没有了。将遗体捐出去，无论是供医学研究，还是将健康器官捐献给急需的病人，都算是为社会作贡献。"刘冬仁说，早日把心愿了却，他也心安。①

案例二：七旬夫妇双双签订遗体器官捐献协议

"陈守楼，男，72岁，我自愿捐赠眼遗体（角膜）及其他有用脏器官给国家医疗事业，请河口区红十字会帮助我实现人生最后的愿望。"2016年12月21日下午，河口区七旬夫妇陈守楼和陈金英两位老人签订了遗体（角膜）、器官协议，分别成为东营市河口区第15位和第16位捐献的志愿者。

陈守楼夫妇是河口区六合街道六合村人，捐献遗体器官是两位老人多年以来的愿望。"我是一名老党员，应该做出我的一点贡献。还有我们两个人也不想拖累儿女，想走得安心一些。"陈守楼老人说道。

12月20日，在子女的支持下，陈守楼先是用纸笔清楚地写下了自己的捐献决定，又分别给东营市红十字会、河口区红十字会打电话说出了自己的想法，希望红会能够帮忙完成心愿。12月21日下午，区红十字会工作人员到老人家中，为陈守楼、陈金英两位老人办理遗体（角膜）、器官捐献协议，两位老人成为河口区首对签订捐献协议的农村夫妇，也分别成为河口区第15位和第16位志愿者。

"两位老人用他们的实际行动传递了社会大爱，进行遗体（角膜）、器官捐献是造福社会的行为，也希望市民积极参与，为他人和社会奉献自己的一分力量。"河口区红十字会工作人员呼吁道。②

---

① http：//www.jgsdaily.com/2016/0830/25072.shtml，2019－01－07.
② http：//dongying.dzwww.com/jrkd/201612/t20161223_15326812.htm，2019－01－07.

四、踊跃进行遗体器官捐献登记的年轻人

案例一:

2017 年 5 月 9 日上午,浙江大学医学院附属第一医院的重症监护室被一片悲痛笼罩。36 岁的诸暨青年何赛军静静地躺在病床上,就像睡着了一样。病床前,年迈的父母看着儿子年轻而苍白的脸庞,早已泣不成声,他们一遍又一遍呼喊他的名字,想再多看一眼他的样子。他们知道,这是最后一次和儿子见面了。因脑胶质瘤复发,何赛军没能从"死神"手中逃脱。按照他的生前意愿,他将捐献出心、肺、肝、肾、胰腺等所有大器官以及遗体。这位"80后"阳光青年,在浙大一院完成器官捐献,或成为国内器官捐献率最高的捐献者。

10 点 22 分,何赛军被推进手术室。随着手术室门的缓缓关闭,一场生命的接力将在这里开启。

决定器官捐献那年,何赛军 32 岁。他和母亲谈起这件事,就像在谈论晚餐吃什么那样从容,却把母亲吓了一大跳。"不许再说这样的话。"母亲"警告"他,她说自己接受不了,不是接受不了器官移植,而是不敢想象儿子会在短期之内离开她。他们心里清楚,何赛军不是一个健康人,他的病就像一颗定时炸弹,不知道什么时候会突然爆炸。这是何家人不敢想也不愿触碰的"禁区"。

2008 年,27 岁的何赛军因长期头晕被查出脑胶质瘤,手术后,他一边复查一边休养。尽管瘤是良性的,但却长在了脑干深处的重要部位,很容易复发,一旦复发,生命危在旦夕,就算二次手术也很可能瘫痪或成为植物人。

2013 年,他感觉身体不太舒服。"他以为脑胶质瘤复发了,才会和我说起要捐献器官。"何妈妈回忆说。

第一次被母亲断然拒绝,何赛军在下半年又和父母谈了一次。这一次,何赛军住院昏迷后,父母想起他的心愿,联系了当地红十字会,于 4 月 11 日为他进行了器官、遗体双捐献登记。5 月 5 日,何赛军出现症状,5 月 6 日,病情恶化,转至浙大一院,医生判定为脑死亡。

按照他的生前意愿,他将捐献出心、肺、肝、肾、胰腺等所有大器官以及

遗体。心脏移植、肺移植、肝脏移植、胰腺移植、两台肾移植手术在浙大一院顺利完成，5位器官衰竭患者得到了"生命的礼物"。

孝顺、善良、乐观，是何妈妈眼里的儿子。"从小就是这样，有好吃的自己不吃，分给别人吃。他有很多好朋友，别人有什么事他都很热心地帮助他们。"提起儿子，何妈妈抹了抹眼角的泪。

何赛军曾在当地的中学做过一年体育老师，后来想着年轻要出去闯一闯，辞职开始创业。"先立业再成家"，这是何赛军给自己定下的小目标。没想到命运开了一个巨大的玩笑。"还好没结婚，不然不是害了人家姑娘吗？"生病后，何赛军觉得没结婚是一件幸事。后来也陆续有人来"说媒"，都被他婉拒了。"我都这样了，不能害了别人。"他常常用这句话"安慰"母亲。生病后，何赛军没有沉浸在悲伤中，他积极地配合治疗，也开始在网上寻找病友。"他和我说，网上有一群人和他一样，也有这个病，他们经常一起交流。"何爸爸说，找到病友后，何赛军的心情好了很多。

"我们同意签字，一来是为了完成儿子的心愿，二来也有自己的私心。"何妈妈说，"他的器官在别人身上，是生命的延续，就好像他还活着一样，我的儿子，从来没有离开。"①

案例二：

28岁正当青春年华，是一个充满无限可能的年纪。28岁的我们也许正处于事业的上升期，也许正在享受一段甜蜜的爱情，然而他的生命却永远地停止在了28岁。他的名字叫牛玮栋，也许你还没听过他的名字，但是他的故事一定会感染每一个人！

与病魔抗争14年，他依旧很"阳光"

牛玮栋14岁那年被查出患有神经性纤维瘤、神经性纤维毛不动症、脑积水等多处身体器官的疾病，从那之后，他的身体一直承受着常人难以想象的病痛折磨，他曾说："除了指甲和头发，我身上没有不痛的地方。"然而他一直用顽强的毅力与病魔进行斗争，他坚强的意志力远远超出岁月带给他的磨砺。

"他不仅思维敏捷，而且逻辑清晰，跟我们聊他童年时的快乐时光，说家人十多年如一日对他的关心和照顾，说起母亲传递给了他强大的精神力量。"阳光公益志愿者张森至今还记得第一次到牛玮栋家进行走访时，牛玮栋向他们娓娓道来时的场景。张森告诉记者，那次走访让他印象最深刻的就是牛玮栋和

---

① http://www.sohu.com/a/139458454_214935.

他们说起自己的心愿，"我 28 岁了，还没有谈过恋爱，我想谈个女朋友，我也想体验那种从书上看到的，爱情带给人的痛苦和甜蜜。"在场的志愿者再也绷不住揪心的悲痛，悄悄背过身抹起了眼泪。

他要捐献遗体，家人毅然支持

2018 年 5 月上旬，牛玮栋的家人来到甘肃省红十字协会登记捐献器官遗体，并表示希望能够加入一个无偿捐献器官遗体的公益组织，就这样，甘肃省红十字协会向牛玮栋的家人介绍了甘肃阳光公益志愿服务总队，从此，牛玮栋便和阳光公益结缘。2018 年 6 月 6 日下午，阳光公益的 6 名志愿者坐着公交车来到了七里河区五里铺梅园小区。

当志愿者们问到牛玮栋为什么会选择遗体捐献时，他说他从小就知道自己的身体状况，想在自己生命走到尽头的那一天把能用的器官捐献给有需要的人，把遗体捐献给医学事业做研究，不要让以后的人再像他这样痛苦。虽然遗体捐献对于医学研究有很大的价值和贡献，但是却很少有人能够接受这件事，有的志愿者即便自己愿意捐献，但是家人反对的情况也有很多。而牛玮栋的家人从他提出这个想法开始就一直支持他，同时也对他的这种善举感到特别欣慰。

晚上，当志愿者们准备离开的时候，才发现牛玮栋的母亲已经趁他们聊天的工夫悄悄地给大家准备好了晚饭，执意让大家吃完饭再走。大家拗不过这位母亲的热情，便一起坐下来吃了一碗牛玮栋母亲制作的西红柿鸡蛋面，热腾腾的面让每一位志愿者都感受到这位伟大母亲的温暖。

他离开了我们，却值得我们永远铭记

当牛玮栋得知由阳光公益上报的"无偿捐献器官遗体志愿者关怀体系建设项目"入围了第四届中国青年志愿服务项目大赛决赛时，他给张森说："张森哥哥，我也想去德阳，想和你们一起去参加这次全国的比赛，我想尽我的力量推动这个项目的宣传，我想向您当时为我解读时的那样，让更多人了解有关无偿捐献遗体器官的法律法规和相关规定。请你们一定带上我！"

然而，就在志愿者赶赴四川德阳参赛预定出发时间还有 3 天的时候，牛玮栋离开了大家。11 月 24 日 18 时许，牛玮栋的病情突然恶化，虽然紧急送医院抢救，但最终因病情严重回天乏术。深明大义的家属强忍悲痛，帮助儿子实现生前的捐献遗体和器官的愿望……当晚，在甘肃省红十字会工作人员的全程见证下，他的遗体捐献给了兰州大学医学院用于医学研究，他的眼角膜将为眼疾患者送去光明。

甘肃省红十字会健康促进办主任贾伍亮说，牛玮栋的生命虽然短暂，但却

因博爱奉献而永恒，他用自己的身体光辉点亮了别人的生命，他用生命诠释了爱的传承。①

案例三：

2017 年 2 月 26 日，农历二月初一，正值瑶族重大节日——赶鸟节，江华瑶族自治县 27 岁的瑶族女孩赵美凤却在这个特殊的日子与世长辞，这一天离她 28 岁生日还有 7 天。这个美丽而又坚强的女孩临终前的愿望就是捐献遗体和器官帮助别人。

2014 年初，平时身体健康的美凤总是三天两头地感冒，且高烧不退，腹部经常疼痛难忍。最终被确诊患上了肠系膜根部神经内分泌恶性肿瘤，并于 2014 年 7 月 24 日进行肿瘤切除术，可因为肿瘤长在主动脉血管上，肿瘤未能全部切除。

医生表示，赵美凤的病国内没有成功的治疗案例，建议作保守治疗。赵美凤没有绝望，喝中药，锻炼身体，滴注杜冷丁，有时疼痛难忍，为了不让母亲和姐姐弟弟担心，她都咬紧牙关，尽量不叫出声，还努力保持微笑。就这样，她与病魔搏斗三年，也微笑面对了三年。

但不管如何努力，美凤的癌细胞还是日益扩散，疼痛加剧。在这期间，美凤觉得自己应该要为这个世界留下点什么。2016 年 12 月 29 日，美凤因为疼痛再次住院，这次她拉住了亲人的胳膊："我时日不多了，我想捐献自己的器官帮助其他病人，这是我最后的愿望！"

然而，多方联系后医生表示，癌症晚期的病人器官已经不适合捐献，只能用于医学研究，但眼角膜能帮助两个失明的病人重见光明。"那我就捐献眼角膜和遗体！"赵美凤态度非常坚决，我总要为这个世界做点贡献，也不枉来世上走了一趟。

2017 年 2 月 26 日上午 8 点 26 分，赵美凤经抢救无效死亡。当日下午 4 点，湖南省爱尔眼库的工作人员取走了赵美凤的两个眼角膜。这两个眼角膜将为两个人带去光明，生命得以延续。随后，湖南中医药大学的老师潘波和爱尔眼库的工作人员与家属签署了眼角膜和遗体捐献协议，并颁发了奖杯和证书后，拉着赵美凤的遗体缓缓奔向她曾经学习工作过的长沙，在那里，她将为中国的医学研究做最后的贡献。②

① http://www.gsredcross.org.cn/honghuidongtai/shengjigongzuodongtai/20181128/20430052436783.htm, 2019 – 01 – 07.

② http://hn.rednet.cn/c/2017/04/01/4255713. 2019 – 01 – 07.

案例四：

13 岁的小女孩不幸患上白血病，在将要离开这个世界的时候，她做出了惊人的选择：捐献自己的遗体，供医学科研之用，为战胜白血病做出自己的贡献。她就是在生命垂危之际立下特殊遗嘱的 13 岁小女孩周越。

2007 年春节刚过，她突然感到嗓子疼痛，接着连续几天发烧，鼻子流血不止。去当地医院一检查，她被查出患有白血病。孩子的父母不敢相信眼前的事实。接诊大夫劝他们说，还是带孩子去大医院查查吧。

消息传出，乐陵市社会各界纷纷伸出援助之手。父亲周长宇所在的工行系统，包括省市县三级工行职工踊跃捐款。夫妻二人卖掉两间房屋和家中所有的电器，卷起铺盖直奔天津。

孩子的病情彻底确诊了。周长宇夫妇无奈地摇头叹息！随后，周长宇让早已下岗在家的妻子刘玉峰在医院里照顾孩子，自己赶回单位上班，一有空，他就四处奔波，寻找与孩子血型相配的骨髓。

在最初住院的两三个月里，连续不断的化疗让周越痛苦难忍，每逢打过化疗，她都不愿吃饭，不愿喝水，在病房里又吵又闹。在这期间，同病房里的几个小病友相继离开了人世。看着眼前的一切，小周越渐渐平静下来。一天，她把妈妈叫到病床边平静地说："妈妈，我的病一定很严重，你告诉我吧，我能坚持住。"母亲刘玉峰一时无语，跑出病房掩面啜泣。在与医生协商后，刘玉峰把真相告诉了孩子，没想到小周越表现得特别平静。从那之后，她积极配合医生治疗，脸上也恢复了久违的笑容，像换了一个人似的。她让妈妈给她买来有关白血病及其他方面的书，一有空就在病床上阅读、写日记。感觉身体好时，她就走下病床，找医护人员聊天，向他们询问白血病方面的知识；打化疗时，她不再用别人劝说，忍痛坚持吃饭、喝水；她还劝说同病房的病人要多喝水，吃饱饭，不用过多担心，俨然一个健康的小天使。有一次，天津电视台的记者去医院采访，她拉着记者的手说："叔叔，您采访我吧，我就不害怕白血病。"山东青州的一位病人受她的影响，也愿意吃饭喝水了，精神好了许多。医护人员高兴地说，还真没见过如此开朗的小病人。8 月的一个星期天，小周越突然没有了往日的笑声。他拉着前来看望他的父亲的手说："爸爸，我有个心愿，您一定要答应我。"周长宇一愣，接过孩子的日记本惊呆了，上面写着："我愿将来把自己的身体捐献给社会，以供医学科研之用。"看着父亲不解的样子，小周越说："我要感谢社会上那些帮助过我的好心人，让其他孩子不再受白血病的折磨。"周长宇听后不知所措，他没料到孩子小小年纪，竟有这样的遗嘱！

2017 年 9 月 2 日，接诊医生告诉周长宇：孩子无须治疗了，即使找到配型的骨髓也为时已晚。第二天，夫妇二人无奈地将孩子接回老家。随后不久，他们又安排孩子在乐陵人民医院接受最后的治疗，并通过乐陵人民医院联系相关的医院，以实现孩子的遗愿。后经联系协商，山东省遗体接受捐献中心准备接纳周越的遗体。闻此消息，小周越脸上露出了甜甜的笑容……①

案例五：

2015 年端午节前夕，湖南省红十字会人体器官捐献办公室内，在好友的陪伴和见证下，中南大学商学院管理科学与工程专业博士研究生龚旭，在"中国人体器官捐献志愿书""湖南省角膜捐献志愿书"郑重签下了自己的名字。"人要活出大爱，当我离开这个世界后，自己的器官能为他人造福时，那就是自己生命的延续。"这位年仅 27 岁的博士，成为我省首位在校博士生自愿捐献遗体全部器官第一人。

龚旭表示，无偿捐献全部器官的念头并非心血来潮。5 年前，湖南人文科技学院大学生蒋小波无偿捐献眼角膜的事迹早已深深触动了他；最终激发他诞生无偿捐献身体器官这个念头的，是本校学友尹琨同学的善举。2015 年 5 月，龚旭在校园网站浏览到一则新闻：本校机电学院的硕士研究生尹琨同学，自愿为配型成功的白血病患者捐献造血干细胞。尹琨同学的善举让他深深感佩，做一名遗体器官捐献者的信念在他心底油然而生：学习蒋小波和尹琨同学的大爱精神，自愿捐献遗体全部器官。

心有善念，必有善举。平时生活中，龚旭就是一个真诚善良友爱、热心乐于助人的青年，他在中南大学读本科时，就是所在学院青年志愿者协会的副会长，经常牵头组织爱心公益活动，敬老院送温暖、农村中学支教、汶川大地震爱心捐款等各类爱心公益活动，都刻下了龚旭的爱心身影。在中南大学读研和读博期间，龚旭进一步把做公益的脚步延伸得更加宽广，并积极投身环境保护公益行活动，还经常运用所学义务为企业做市场调查。"当代大学青年，不能死读书，要把社会实践和关注民生当作校园生活的重要部分。"龚旭的话语透着一股责任和担当。

"龚旭在学习上那也是顶呱呱的！"这位被同学们称为"学霸"的"80后"博士生，读研期间因学业成绩出类拔萃，两次获得国家研究生奖学金、

---

① http://topic.xywy.com/wenzhang/20070110/393852.html, 2019-01-12.

三次获得校级优秀研究生称号，且在学术研究上颇有建树。到目前为止，龚旭已主持湖南省研究生科研创新项目 1 项，中南大学研究生自主探索创新项目 1 项，参与包括国家自然科学基金重点项目在内的国家级项目 3 项；已发表或录用学术论文 11 篇，其中 4 篇被 SSCI 检索（含 3 篇为 ESI1% 高引用论文），4 篇为国家自然科学基金委管理学部指定的 A 类重要期刊论文。

"我是一个遗体捐献的志愿者。我愿在身后将我的遗体无偿地捐献给医学科学事业，造福人类社会。"每天随身带着自己亲笔签名的《中国人体器官捐献志愿书》，龚旭每天的生活都感受着爱与责任的温暖之光，那是对生命的一种敬畏，那是对承诺的一份坚守。①

五、家庭成员集体进行遗体器官捐献登记

恩格斯称家庭是社会的细胞，生动地说明了家庭之于社会的基础性地位。在儒家看来，人类社会并非原子式的、离散的、只关心自己的个体的集合，他们也不是通过契约而集合在一起，家庭具有超越个人优点之上的自身内在价值。因此，家庭的支持与一致同意，是遗体器官捐献的重要保证。

我国《人体器官移植条例》规定："公民生前表示不同意捐献其人体器官的，任何组织或者个人不得捐献、摘取该公民的人体器官；公民生前未表示不同意捐献其人体器官的，该公民死亡后，其配偶、成年子女、父母可以以书面形式共同表示同意捐献该公民人体器官的意愿。"这一规定是切合中国文化、符合中国现实的。因此，在家庭内形成共识，对于遗体器官最终的成功捐献意义重大。

家庭作为文化启蒙的摇篮，作为基础文化的养成之地，具有全面性、直接性、生活性的特点，是一种初级传承。下面这个故事，正好印证了家庭的巨大作用。

案例一：

68 岁的吴永安是温州瑞安人，由于工作业务的需要，他曾出差去过 40 多个国家。他发现，法国、丹麦、德国等国家在遗体和器官捐献方面做得非常

---

① http：//bs. csu. edu. cn/info/1222/3916. htm，2019 - 01 - 07.

好，这让他深有感触，于是渐渐萌生了捐献遗体和器官的想法。

2012年，吴永安来到瑞安市红十字会签署了遗体和器官捐献志愿书，但工作人员告诉他，将来实现捐献还需要直系亲属的同意签字。吴永安回家将此事告知家人，没想到遭到家人的强烈反对。但吴永安觉得"人生就像一瓶矿泉水，水喝完了，瓶子留着有什么用？捐献给有需要的人不是更好？"

2015年4月，在随后的三年时间里，吴永安不断劝说妻子、儿女参与到遗体和器官捐献的队伍中来，在吴永安大爱精神的感召下，家人的态度从当初的反对转变为积极支持和响应，一家五口，截至2015年4月全部签署了捐献志愿书。

签完协议之后，吴永安主动提出要在红十字会拍一张全家福，他们摆着跟24年前的全家福同样的站姿，站在红十字会徽和"人道·博爱·奉献"的宣传墙前留下了特殊的合影。这张"穿越时光"全家福不再只是简单的全家福，而是注入了红十字精神的特殊全家福。作为红十字会特殊的志愿者，照片中的他们显得坚韧、无畏，有一种让人敬畏的精神力量。

2016年2月，吴永安一家获得了上海大世界基尼斯总部颁发的大世界《基尼斯之最证书》，成为"中国签订器官和遗体捐赠协议人数最多的家庭"。

儿子吴萍说，父亲那种大爱精神，深深打动了自己，使他明白，捐献遗体器官是一项公益事业，能实现人生价值的最大化。女儿吴云是瑞安市政协委员，现在的她又多了一个身份，那就是瑞安市红十字会"生命之光"志愿服务队队长，她表示今后将更加关注普及和宣传遗体器官捐献，让更多的爱心人士加入到志愿捐献的队伍中来。①

案例二：

2016年7月19日上午，在襄阳市樊城区三王服装厂家属院内，从教30多年的南漳城关镇金庙中学退休教师肖萍、杨立斌夫妇带领女儿杨星玲在红十字会工作人员的见证下，分别在《中国人体器官遗体捐献协议书》上签署了自己的名字。这是一个教师世家，一家三口均为南漳县城关镇金庙中学的教师。

六年前，肖萍无意中从报纸上看到，一名父亲相继捐献出两个儿子的器官救活他人，她深受感动。"从那个时候，我就想死后也要将器官捐献出去。"肖萍说。当她把这一想法告诉家人后，同为教师的丈夫并没有立即赞同。再加上一直找不到签署捐献协议书的途径，捐献愿望就这样被搁置下来。近几年，

---

① http://yp.gmw.cn/2017-05/08/content_24416237.htm, 2019-01-03.

肖萍的身体出现不适，在当地医院检查后被当成阑尾炎治疗，却一直不见好转。直到2015年6月，肖萍再次发病后，在襄阳市第一人民医院被确诊为卵巢癌晚期。濒临生死边缘，肖萍倍感生命的珍贵，更加坚定了捐献器官的想法。

肖萍时年62岁，与68岁的丈夫杨立斌，几十年相濡以沫，感情深厚。得知妻子心意已决后，杨立斌决定陪妻子一同实现愿望。18日，在市一医院医生的帮助下，肖萍辗转联系上了樊城区红十字会，提出了自己的想法。

为了照顾好生病的父母，同为金庙中学老师的女儿杨星玲请假租住在襄阳市区，照顾他们的饮食起居。得知父母都要捐献器官，杨星玲也主动提出加入到捐献行列。樊城区红十字会工作人员专程来到他们租住的房屋内，在详细告知其有关捐献事项后，肖萍一家三口各自在协议书上慎重签署上了自己的名字。①

六、充分发挥器官移植协调员的作用，让爱心落地

随着我国人体器官捐献移植事业正式与国际接轨，我国公民捐献例数迅速增长。人体器官捐献移植事业连接生死，是阳光下生命的延续。在器官捐献和移植体系中，捐献是一个起点。在器官捐献者和移植等待者之间有这样一群默默奉献者，是他们搭起了这座连接生死的桥梁，他们就是被誉为"生命使者"的人体器官捐献协调员。"人体器官捐献协调员"，是来自于红十字会和医疗机构的志愿者。2010年3月，中国正式启动人体器官捐献试点工作，这一职业随之产生。

人体器官捐献协调员的主要职责有：遵循红十字运动宗旨，弘扬"人道、博爱、奉献"精神，积极参与人体器官捐献活动和服务；主动学习、掌握和传播人体器官捐献知识，推动捐献者及家属对人体器官捐献的了解与认同，等等。器官捐献协调员工作的内容主要包括以下几个方面：获知器官捐献消息后，向患者家属讲解政策与流程，签署法律文书；将捐献器官信息录入分配系统；依据分配结果与移植医院进行器官交接。他们用沟通和耐心换取患者家属的信任，沟通中也时常会伴随着误会、恶言甚至辱骂，他们每天奔波在医院和

---

① http://news.cnhubei.com/xw/hb/xy/201607/t3664939.shtml，2019-01-28。

患者之间、在生与死之间、在希望和绝望之间，努力为逝者与生者打通一条条通道，为生命搭桥，让爱延续……

2018 年 2 月 22 日，交通大学第一附属医院器官捐献协调员黄瑛收到白水县医院神外主任电话，说有一位脑外伤患者，现在呼吸循环衰竭，已经没有救治希望了。交通大学第一附属医院 OPO 团队协调员黄瑛和评估医生侯军教授立即前往该院。随后协调员向患者的妻子和两个儿子仔细宣传了国家捐献政策，家属表示有初步捐献意愿。侯教授又对患者进行了专业的医学评估，患者武王顺符合基本捐献条件。

经过家属的再三考虑后，他们同意患者去世后无偿捐献器官，去帮助还有生的希望的人。在签署器官捐献协议书的时候，患者的妻子告诉黄瑛，武王顺老师生前就有捐献器官的意愿，以前给她说过。患者的儿子也觉得捐献父亲的器官就是延续父亲的生命，而且也是回馈社会，他父亲病重时也接受过社会爱心人士的捐助。

武王顺老师去世后捐献了一对肾脏、一个肝脏、一对眼角膜，这也是在白水县医院成功实施捐献案例的第一例。接受肾移植的两个患者正在正常恢复中，接受肝移植的患者也在进一步的恢复中，两个角膜移植的患者已经重见光明了。

器官捐献协调员黄瑛还讲述了两个器官移植真实案例：

案例一：

记得有一位先生突发脑出血即将离世，他的妻子一直在痛哭，我就一直紧紧地搂着那位阿姨的肩膀，对她说："有我们和女儿在，别怕。"安慰完阿姨又看到旁边她的女儿也已经泣不成声，我走上前轻轻地拍着那个妹妹的肩膀，说："我们都已经是成年人了，这个时候你一定要坚强，妈妈还需要你照顾呢。"刚开始她们都接受不了捐献，我就告诉她的女儿："如果捐献，爸爸的生命就得到了延续，他的一部分还一直活在我们身边，他会像以前一样每天陪伴着你，看着你上班、以后成家孝敬妈妈。"经过反复沟通，最后他的妻子和女儿终于同意了捐献。

案例二：

2016 年 2 月的一天，我们收到了一个 15 岁胶质瘤小姑娘病危的消息，当时正值春节放假期间，我和我们的评估医生立刻连夜赶往协作县医院。见到患者的妈妈时，她已经哭成了一个泪人，拉着我的手重复说着："你看看我家的女儿，多听话、多懂事、多漂亮，学习又好，一直是我的骄傲，怎么能说走就要走呢。"我当时已经完全听不下去了，同样作为妈妈，即将要失去孩子，那种感受真的不敢想象。我一边给大姐递纸巾，一边偷偷地抹掉自己的眼泪，孩子的爸爸只是坐在那里默默地流眼泪，听说孩子的爸爸已经一天一夜没吃也没合眼了。我坐到了孩子爸爸的旁边对他说："大哥，你现在是家里的顶梁柱，你可不能倒下，大姐和小儿还需要你照顾，家里的爷爷奶奶已经很伤心了，你再这样子大家看到的话会更伤心的，你一定要坚强啊。"我又不得不忍住伤心给他们讲捐献的事情，又聊了一会"婷婷还小，她来人世间才短短十五年，又经历了病痛的折磨，还没有好好享受生活就要走了，如果能够留下点什么，她也不算白来人间一趟，捐献是生命的另一种延续，以后你们想她了也可以联系我，也好给自己留下些念想"。本以为孩子的父母如此的疼爱和不舍孩子，应该很难接受捐献，结果沉默了半小时，孩子的爸爸开口了，而且他的话让我很震惊也很感动，他说："我们同意捐献孩子所有可以救人的器官，因为在她生病需要做手术的时候，学校的老师同学还有社会爱心人士都自发地给我们捐款，虽然没捐多少，但我们也接受过别人的爱心，现在是我们回馈社会、帮助更多人的时候了。"说话的时候爸爸已经泪流满面。

那天签捐献同意书时，孩子的爸爸已经忘记了自己的身份证号码，甚至连自己的名字也都写错了，最后还是孩子的妈妈代签的。这就是一个憨厚朴实的农民关于生死的抉择，我现在也会经常想起他说的话。其实协调过程中最难过的不是听到家属们愤怒拒绝的话语，而是家属们经过沉默和思考过后，最后点头同意捐献。他们在最难过、最无助的时候，却把仅剩的爱心拿出来奉献给别人，这是最让人揪心的，而这也正是人性的光辉之处。①

七、做好捐献者善后事宜，对捐献家庭进行爱心帮助

尽管我们反对器官捐献商业化，但是对捐献家庭给予必要的抚恤与补助是必要的。合理补偿是指在供者捐献肾脏之后，给予其一定的物质或精神嘉奖，作为对其行为的肯定与激励。供体应该为他们直接的、间接的费用而获得补

---

① https://www.cn-healthcare.com/articlewm/20180314/content-1023340.html, 2019-01-06.

偿。补偿主要体现社会对捐献者行为的认可与鼓励，它与追求利润的器官买卖是截然不同的。

补偿的方式可以有很多种，较为合理的补偿方式有：①可以参照无偿献血的办法，对家庭中已有成员捐献过器官的，在其近亲属需要进行器官移植时，优先考虑或为其减免一定的费用。②对遗体器官捐献者，我们可以为其提供必要的丧葬相关费用，并对其家属进行表扬、抚恤等。③补偿捐献者在手术与住院期间因无法工作所造成的损失与其他捐赠的开支。

合理补偿与器官商品化有着根本的差异：①商业化或器官买卖的过程中，器官是作为商品被对待的，是商品就必须进行等价交换。买卖追求的是利润，而我们所说的补偿是象征意义的，表示社会对捐献行为的认可和表彰。供体及其家属助人为乐，既不是为了利润，也不讲究等价交换，器官完全是利他主义的礼物，所以二者是有本质区别的。②器官买卖反映的是一种赤裸裸的金钱关系，有很强的功利性，是对人的整体性社会价值的一种贬损，它很容易使人物欲化和庸俗化。而合理补偿则体现的是人与人之间充满人情味的互助和理解，它有利于提升人们的精神境界，可以使人更加高尚。③买卖是以获取金钱为唯一目的的，而补偿是一种礼尚往来，俗话说："来而不往非礼也""知恩不报非君子"，供体捐献了自己的身体器官，出自感激给予供者补偿是很自然的事，二者有根本的不同。④现在世界各国普遍认定器官买卖不合法，然而，回报性的补偿却是合情合理的，甚至有人认为不给供体补偿是不公平的，是一种剥削。

下面这个案例或许让我们体会到在对捐献者致以崇高敬意的同时，给予必要的补助是非常重要和必要的。

"我妈妈患有严重的心脏病和甲亢，已经时日无多了，我们想在妈妈去世后做器官捐献，请问能帮帮我们吗？"电话那头传来一个男孩子低沉的声音。这是 2017 年 11 月 1 日，梧州市红十字会办公室接到的一个求助电话。接到电话后，市红十字会的工作人员根据男孩提供的信息，来到位于福兴广场附近的住宅楼里，见到了这个不幸而又坚强的男孩。

男孩叫陈海杨，16 岁，他和母亲、哥哥一起居住。据工作人员说，当时男孩的母亲廖小艳、18 岁的哥哥陈钊扬也在家。廖小艳面黄肌瘦，坐在沙发上不时咳嗽和喘气。

陈海杨告诉工作人员，2010 年，母亲因股骨头问题做过手术，此后身体多病。2014 年，他们的爸爸因癌症去世，同年母亲又被查出患有心脏病，且病情逐年恶化。自从母亲病重后，两兄弟便合力撑起这个家，哥哥初中辍学后在家照顾母亲，弟弟也早早地去打工。谈话间，哥哥陈钊扬表示他有两个愿望，最希望妈妈能康复，如果妈妈不幸去世，也希望能早日找到工作，赚钱偿还此前为妈妈治病而欠下的债。这时，陈海杨马上大声反驳说："欠别人的钱我一个人去赚钱还就可以了，你要去读书，这样我们才有出路和希望！"

"我仿佛能清晰地听到身体器官衰竭的声音和死神一步步逼近的脚步声。"当天，廖小艳向工作人员讲述自己的遭遇，就像一场噩梦。他们一家是旺甫人，以前虽然生活艰苦，一家人也挺开心的。但陈海杨出生时，廖小艳因曾出现大出血、发高烧的情况，此后身体状况一直较差。直至 2014 年，廖小艳在家中晕倒被送至市人民医院抢救，经医生检查后确诊患上心脏病，原因是此前的一次高烧导致心瓣膜病变。从第一次入院抢救后，死神之手就开始无情地拉扯着她的生命，廖小艳几乎每年都会因病发被送院抢救。每次抢救醒来后，廖小艳心中都会默默地想，不如就此放弃治疗吧，但她看到两个儿子寸步不离地陪在身边，陪着她一起与病魔搏斗，她便坚持了下来。无奈随着病情的恶化和治疗费用的累积，这个原本就不富裕的家庭逐渐开始支撑不住了。2019 年年初，廖小艳再次被送医院抢救，醒来后，她对儿子说了这样一段话："如果我下次再病发，你们两兄弟就不要再送我到医院抢救了，等我去世之后，把我有用的器官都捐给有需要的人吧，我不想别人也像我一样被病痛折磨着。"

听到妈妈这样说，兄弟俩选择尊重和支持，因为他们似乎从妈妈的决定中看到了另一种让生命延续的方式。此后，经过多方了解、辗转联系，陈海杨联系到梧州市红十字会提出求助。在工作人员的见证下，廖小艳一家人均在中国人体器官捐献自愿书上毫不犹豫地签下了自己的名字。签完字后，或许因为放下心头大石，廖小艳瘦削苍白的脸上露出了笑容。

如今，令廖小艳最担忧的就是她的两个儿子。为了给她治病，两个儿子四处向亲戚朋友借钱，欠下的钱约有 10 万元，他们也没能读上书，"我担心在我去世后，他们无力承担这些债务，希望社会各界人士能为我们伸出援手，帮我两个孝顺的儿子走出困境，谢谢。"廖小艳担忧地说。

梧州市红十字会常务副会长黄超亮表示，器官捐献是大爱行为，廖小艳有这样的善心非常难得，无论廖小艳最后是否捐献成功，这份心意都值得尊敬，他希望廖小艳这份助人的爱心能够延续，他呼吁社会各界爱心人士也能伸出援手，帮助这个破碎的家庭渡过难关。同时，也希望大家能传播器官捐献的爱心理念，共同推动梧州市器官捐献大爱事业的发展。①

---

① http://www.wzljl.cn/content/2017-11/06/content_227714.htm, 2019-01-06.

读完这则故事后，我们还会感到非常沉重，虽然补助、抚恤的额度不算高，但是，如果一些家庭是在经济压力之下做出的话，即使是出于真实意思表示的"自愿"，其中也掺杂了复杂的被迫的意味。这就让原本应该出于爱心，具有公益性质的器官捐献，在道义上具有了灰色的性质。如此看来，只有更深层次的医疗体制改革，只有让普通人看得起病，让普通人的家庭不至于因病致贫，不得已而为之的器官捐献才有可能避免。也只有如此，纯粹自愿、纯爱心、纯公益性质的器官捐献才有希望更多的出现。

八、名人捐献——发挥社会名流与公众人物的示范效应

案例一：

知道姚贝娜的人也许都了解她的简历：获得过"青歌赛"冠军、演唱过《甄嬛传》和《1942》等影视作品的主题曲。而这些曾经的辉煌也让她在《中国好声音》的选手当中，成了最不平凡的一个。

看着站在舞台上高歌的她，谁能想到这是一个身患乳腺癌的女子。不幸的是，病魔再次向她伸出了双手：乳腺癌复发。姚贝娜在生命的最后一周亲口提出捐献眼角膜。

姚贝娜的父亲姚峰，是深圳音乐家协会主席，当代中国多产的著名作曲家。在姚峰众多的作品中，那首熟悉的《孩子，来生我们还要一起走》歌词来自文烛原诗、田地改词，姚峰仅用一小时就创作出了这首专门为2008年汶川大地震中所有遇难的孩子和所有失去孩子的母亲而作的歌曲。"孩子，孩子，快抓紧妈妈的手，去天堂的路太黑，让妈妈陪你走……妈妈……我再也看不见你柔情的眸……孩子你慢慢走，照亮你的就是妈妈的眸……"如今，爱女逝去，给姚峰夫妇留下了永远的痛。

从生物学角度，姚贝娜再也看不见父母了，但是，姚峰夫妇遵照女儿的心愿，在悲痛中捐献出贝娜角膜的义举，将用另一种方式延续着女儿的生命。在医院13楼过道的沙发上，姚峰不断询问捐献眼角膜的具体事项，在得到万一贝娜突然不清醒，也可以由家属签署捐献书时，姚峰才放下了心，他担心女儿会突然告别。2015年1月9日上午，姚峰替女儿在器官捐献志愿书上签了字。

姚贝娜主动承担起作为公众人物的最后一份责任，对于促进公众对于器官捐献制度的了解和摒弃落后的丧葬观念都有良好的示范作用。①

案例二：

柏寒是国家话剧院的一级演员，也是一位老戏骨。她曾凭借自己的优秀演技，获得了多个大奖。在电视剧《媳妇的美好时代》中，她塑造的婆婆形象堪称经典。柏寒老师，在生活中是一位耿直善良的人。在 2012 年的时候，柏寒老师因病去世，享年 56 岁。她的离世让人十分的惋惜和心痛，在她去世后，她兑现了自己当初的承诺，把全部器官捐献了出去。

柏寒因《媳妇的美好时代》而为观众所熟悉。她病逝的消息传出后，该剧中的演员海清在医院里陪柏寒走到最后，"她是除了柏寒老师的亲人之外，唯一在那里陪她的人"。海清则在微博上透露了柏寒的最后遗言："爱她的人们不悲伤，她走得很安详；爱她的人们不难过，生死本就无常。'如果不能有质量地活，至少让我有尊严地死。'这是昨天清醒时她和我说的最后一句话。我们敬佩她遗体捐赠的遗愿，我们敬佩她对生命的尊敬！"

九、器官移植受者自愿捐献遗体器官

许多器官移植受者，在接受"生命的礼物"之后，感恩回馈，不仅热心社会公益，不遗余力地为社会做贡献，更是自愿登记成为遗体器官捐献者。

案例一：

刚刚 20 出头的长丰青年小樊怎么也没有想到，母亲李云（化名）就这样突然离开了他。擦干眼泪，小樊决定帮母亲实现生前的愿望——捐赠器官。因为他知道，四年前母亲接受了肾脏移植手术，将"生命"延续是他能为妈妈做的最后一件事。曾是器官移植的受者，身后把自己的有用器官捐出，这在全国还是首例。

李云是合肥市长丰县水湖镇人。李云的姐姐李娟说，早在 2005 年前后，李云被查出肾衰竭，只能靠透析维持生命。

---

① http://ent.qq.com/a/20150116/064964.htm, 2019-01-07.

"那时候跑了很多医院去看，除了换肾没有别的办法。"李娟说，后来妹妹在南京边治疗边等肾源，一等就是好几年。2013 年，李云的亲属在北京托人打听，没想到很快在北医三院找到了匹配的肾源，这让一家人又惊喜又感动。

2014 年春天，李云在北京接受了肾脏移植手术。李娟说，妹妹术后并没有出现较大的排异，手术效果和恢复都达到了不错的预期。

平稳地度过四年时光，李云看着儿子读大学、找工作，全家人其乐融融。但没想到，上周，李云突发脑溢血，再也没有醒来。

发病后，李云在当地医院接受了抢救，6 月 5 日凌晨被送到中科大附一院后仍然深度昏迷。经过专家判定，李云确诊为脑死亡。

"妈妈生前说过，一定要感谢为她捐肾的人，她以后也要捐献器官。"小樊说，当他把妈妈的遗愿告诉家里的长辈时，家人竟然一致同意。

"当年我们接受器官捐赠，给我们家庭带来极大的希望，现在我们也希望能够帮助其他人，这是一件很有意义的事。"李娟说。

6 月 6 日下午，李云的家人找到了医生，主动提出捐献器官的愿望。随即，器官捐献协调员为其办理了器官捐献登记。经过评估，李云的肝脏、胰腺和角膜都可以捐赠。肺脏在最后一次检查中发现感染较重，只能放弃。

在中科大附一院，李云的可用器官陆续被手术获取，并将为多名患者带去生命和希望。"我们通过中国人体器官分配共享系统，将肝脏匹配了安徽一名重症患者，角膜匹配了两名安徽患者，胰腺匹配了一名上海患者。胰腺获取后将第一时间送往上海，肝脏和角膜也将第一时间进行移植。"中科大附一院器官获取组织负责人姚自勤介绍。

安徽省红十字会介绍，李云是 2014 年全省第 44 例器官捐献。这种本身是肾移植的受者，身后把自己器官捐出的情况，在全国还是首例。"希望能呼吁更多人关注器官移植。"

案例二：

据报道，湖北省 36 名器官移植受者，集体加入捐献器官和遗体的活动。2017 年 1 月 24 日上午，湖北省红十字人体器官捐献志愿服务队在汉口组织全省人体器官移植受者见面团聚活动。36 名接受同济医院器官移植的受者携带家人从四面八方齐聚武汉。这些受者中，移植年龄最大的有 15 岁（从接受器官移植之日算起），最小的也有 4 ~ 5 岁。为庆祝生命的神奇，感恩社会，36

名器官移植受者打着"感恩图报 传承大爱"的横幅，发起了集体加入捐献器官和遗体的活动。湖北省人体器官捐献管理中心发放的50份《人体器官捐献志愿登记表》全部投入使用。

案例三：

面对生命历程的中断和缩短，心脏移植受者小Y在不能改变生命长度的情况下选择去增加生命的宽度和厚度：以前不会考虑生命的长度这个问题，现在因为这个成了最主要的问题，反而有点紧迫感，会去发现生命的宽度和深度，会去追求生命的价值。其实我生病前就知道器官捐献，也很愿意死后把一切都捐出去。没想到这个心愿没实现之前，先成了受益者，现在能做的就是去宣传吧，我也登记成为了器官捐献志愿者，希望更多人了解、接受。我只能做一些小的公益，如一些筹款活动、一些山区捐赠衣物等活动，当然金额不多，只能尽自己最大的能力了。

附录1：中国心脏死亡器官捐献工作指南（第2版）

中华医学会器官移植学分会

一、目的

为规范心脏死亡器官捐献（Donation after Cardiac Death，DCD）行为，保障器官捐献者的合法权益，中华医学会器官移植学分会根据《人体器官移植条例》等相关法律、法规，并借鉴国外经验，结合我国国情，制定了《中国心脏死亡器官捐献指南》（以下简称《指南》），目的是在尊重捐献者权益的基础上，建立一个合法的、符合医学伦理的临床应用程序，以避免任何可能对捐献者、捐献者家属、器官移植受者和医护人员所造成的伤害。

二、适用范围

《指南》主要适用于发生在医院内的可控性DCD，为临床医护人员在医院内开展器官捐献工作提供参考。《指南》不应代替医师的临床判断。在具体实施DCD过程中，可在相关法律、法规允许范围内，根据捐献者及其家属意愿或地区的特点，进行调整。《指南》不适用于皮肤、角膜等组织捐献。

三、DCD 的定义与分类

1. DCD 定义：DCD 指公民在心脏死亡后进行的器官捐献，以往也称无心跳器官捐献（Non－Heart Beating Donation，NHBD）。

2. DCD 分类：目前，国际上通常采用1995年荷兰 Maastricht（马斯特里赫特）国际会议定义的 DCD 分类标准，分类5近来被提议作为其他4类的补充。

Maastricht 分类：

Ⅰ类：入院前死亡者，热缺血时间未知。属于"不可控制"类型。

Ⅱ类：心肺复苏失败者，这类患者通常在心脏停跳时给予及时的心肺复苏，热缺血时间已知。属于"不可控制"类型。

Ⅲ类：有计划地撤除心肺支持治疗后等待心脏停跳的濒死者，热缺血时间已知。属于"可控制"类型。

Ⅳ类：确认脑死亡的患者发生心脏停跳，热缺血时间已知，属于"可控制"类型。该类中的特殊类型：已诊断患者脑死亡，但家属不能接受心脏未停跳情况下进行器官捐献。在这种情况下，以心脏停跳供者捐献方式实施捐献，即撤除呼吸机，待心脏停跳后再进行器官获取。

四、中国人体器官捐献分类标准

2011年2月，中国人体器官移植技术临床应用委员会通过并公布了中国人体器官捐献分类标准（简称"中国标准"，卫办医管发〔2011〕62号），即：

中国一类（C-Ⅰ）：国际标准化脑死亡器官捐献（Donation after Brain Death，DBD），即脑死亡案例，经过严格医学检查后，各项指标符合脑死亡国际现行标准和国内最新脑死亡标准（《中国脑血管病杂志》，2009年第6卷第4期），由通过卫生部委托机构培训认证的脑死亡专家明确判定为脑死亡；家属完全理解并选择按脑死亡标准停止治疗、捐献器官；同时获得案例所在医院和相关领导部门的同意和支持。

中国二类（C-Ⅱ）：国际标准化心脏死亡器官捐献（DCD），即包括Maastricht标准分类中的Ⅰ~Ⅳ类案例。

中国三类（C-Ⅲ）：中国过渡时期脑—心双死亡标准器官捐献（Donation after Brain Death Awaiting Cardiac Death，DBCD），与Maastricht标准的Ⅳ类相似，属"可控制"类型，符合脑死亡诊断标准。由于脑死亡法尚未建立，且家属不能接受在心脏跳动状态下进行器官捐献，对于此类供者，应按DCD程序施行捐献，即撤除生命支持，待心脏停跳后实施捐献。Ⅲ符合中国国情。

五、DCD工作组人员组成及职责

DCD工作组人员包括：捐献者的主管医生，器官捐献协调员，人体器官获取组织（Organ Procurement Organization，OPO）成员及手术、麻醉等相关辅助人员，医院器官捐献委员会/医院器官移植伦理委员会成员等。上述人员组成DCD工作组，共同参与DCD实施过程，各尽其责，分工协作，共同讨论协商决定关键操作程序。

1. 捐献者的主管医生：参与除器官切取以外的整个捐献过程。主要负责：发现潜在捐献者，初步评估潜在捐献者是否符合捐献条件；负责告知家属患者的病情，在家属提出终止治疗意愿后，联系省级人体器官捐献委员会（Provincial Organ Donation Committee，PODC），提交潜在捐献者的基本资料；协助器官捐献协调员，与家属共同探讨器官捐献事宜；与家属协商决定撤除心肺支持治疗，并具体实施，确认并宣布捐献者死亡；捐献前对捐献者进行必要的医疗干预；填写 DCD 相关记录，组织回顾病例，上报医院器官捐献委员会/医院器官移植伦理委员会备案。

2. 器官捐献协调员：主要负责与家属共同探讨器官捐献事宜，获得捐献知情同意等法律文件。器官捐献协调员由红十字会负责培训，并认定资质。

3. OPO 小组：主要负责器官切取，不参与撤除心肺支持治疗过程。

4. 医院器官捐献委员会/医院器官移植伦理委员会：监管与捐献相关的法律文件是否完善、捐献过程是否符合知情同意原则；监督 DCD 上报病历，备案管理。

5. 其他相关人员：包括器官切取所需麻醉师、手术室工作人员等，主要协助 OPO 小组完成器官切取工作。

六、DCD 工作程序及要点

（一）供者选择

1. 潜在器官捐献者条件：由主管医生确认患者处于如下状态时，可将其视为潜在捐献者：

（1）患者处于需要机械通气和（或）循环支持的严重神经损伤和（或）其他器官衰竭状态，无法避免发生心脏死亡。对于此类患者，主管医生需评估患者撤除心肺支持治疗后短时间发生心脏死亡的可能性，如果预计患者在撤除心肺支持治疗之后 60 分钟内死亡，则可将其视为潜在捐献者。推荐参考美国器官资源共享网络（UNOS）评估标准和（或）美国威斯康星大学标准（UW 标准）评分系统进行评估。

如果在评估过程中必须进行某些检查，主管医生应该告知患者家属，并将交谈内容和患者家属的知情同意做详细记录。

（2）患者符合脑死亡标准。根据中国三类器官捐献标准，脑死亡者严格按照心脏死亡捐献流程实施器官捐献，即在患者生前或家属提出终止治疗，并同意捐献的情况下，先撤除心肺支持治疗，等待心脏停跳，在心脏停跳后观察 2～5 分钟，根据心脏死亡判定标准宣告患者心脏死亡，之后方可进行器官获取。脑死亡判定标准参照《中国脑血管病杂志》2009 年第 6 卷第 4 期。

（3）具备器官捐赠者一般条件，即：

①捐献者身份明确。如下情况一般不予考虑：在被拘捕或羁留于政府部门期间死亡、在精神病院内发生的死亡个案、中毒导致死亡、与医院有医疗纠纷、死亡原因需要公安司法部门进一步调查，等等；

②年龄一般不超过 65 岁；

③无人类免疫缺陷病毒（HIV）感染；

④无药物滥用、无静脉注射毒品、无同性恋或双性恋等高危活动史；

⑤无恶性肿瘤病史，但部分中枢神经系统肿瘤和一些早期的恶性肿瘤在经过成功的治疗后可以考虑；

⑥无活动性、未经治疗的全身性细菌、病毒或者真菌感染；

⑦血流动力学和氧合状态相对稳定；

⑧捐献器官功能基本正常。

2. 决定撤除心肺支持治疗：主管医生发现潜在器官捐献者后，应进行会诊讨论，明确患者预后不良，目前医疗手段无法使其避免死亡。在主管医生告知家属患者的病情后，其家属对于患者的病情有充分的理解并接受，决定撤除心肺支持治疗。关于撤除心肺支持治疗的讨论与器官捐献的讨论应该相互分开。

3. 正式上报 PODC：主管医生在明确潜在捐献者符合相关条件，并且在家属提出终止治疗后，应该把潜在器官捐献者的相关情况上报 PODC。PODC 指派器官捐献协调员组织捐献工作，并通知 OPO 小组准备器官获取工作。

（二）劝捐工作

1. 获得知情同意：器官捐献应该成为高质量的临终医疗护理的一部分，因此应该向所有可能适合捐献的患者和（或）家属提出捐献的问题，详细解释 DCD 的意义和具体实施过程。在患者和（或）家属同意进行器官捐献后，器官捐献协调员应该和捐献者家属深入讨论 DCD 的所有相关问题，并签署正式的知情同意书（注：《指南》中所指家属是指患者的配偶、成年子女、父母，或患者通过法律途径正式授权的委托人），如果家属中有一方反对器官捐献，即使潜在捐献者生前有捐献意愿，也不应进行器官捐献。

如果家属在决定撤除心肺支持治疗之前自行提出器官捐献，或患者清醒时提出捐献意愿，需要在医疗记录上详细记录。在器官捐献协调员与家属签署正式的知情同意书时，医生应在病志中详细记录与家属的讨论过程及知情同意结果。

2. 上报备案：将 DCD 材料上报医院器官捐献委员会/医院器官移植伦理委员会备案。医院器官捐献委员会/医院器官移植伦理委员会负责监管器官捐献过程，确定知情同意等法律程序是否完备。同时上报到省级人体器官捐献办公室（Provincial Organ Donation Office, PODO）。

（三）供者管理

在知情同意书签署之后，应为准备组织器官捐献开展供者的综合评估及医疗干预。

综合评估应包括整理收集捐献者的相关临床资料，包括患者的一般资料、详细的个人史、既往史及实验室检查等。

医疗干预的目的是保证捐献器官的质量，因此必须遵守知情同意和无害原则，即医疗干预只有在捐献者（清醒状态）和（或）家属知情同意的情况下才能进行，同时医生必须要为捐献者的利益着想，并避免伤害捐献者，不应该限制或者减少能减轻捐献者痛苦的措施，不应该应用加快捐献者心脏死亡的措施。医疗干预应尽量采用有明确证据证明有效的医疗干预措施，如无足够证据证明其有效性，但无不合法的操作，并且得到家属的知情同意，可以在主管医生的慎重选择下实行。必须详细记录应用的所有干预措施。

（四）终止治疗、宣布死亡

1. 终止治疗：切取器官或移植的团队不能参与终止治疗过程。如果捐献者家属希望在撤除心肺支持治疗的时候在场，应该满足其要求。死亡过程不能应用加速患者死亡的药物。

应准确记录撤除心肺支持治疗的时间。在撤除心肺支持后，应该连续记录捐献者的生命体征，包括心率、呼吸频率、血压、血氧饱和度和尿量等，准确记录热缺血时间（热缺血时间是指终止治疗至低温灌注开始前的一段时间）。各器官耐受热缺血的时间建议分别为：肾脏 1 小时，肝脏 30 分钟，胰腺 1 小时，肺脏 1 小时。

捐献者在撤除心肺支持治疗后，60 分钟内心跳未停止者，应终止器官捐献。

2. 宣布死亡：心脏死亡的判定标准，即呼吸和循环停止，反应消失。由于 DCD 对于时间的限制，需要运用监测或检验来快速而准确地判断循环的停止。在可能的情况下，可以应用有创动脉血压监测和多普勒超声进行确认。判定死亡时，由于在循环停止后的几分钟内心电活动仍可能存在，不应以心电监测为准。

为确定循环停止的不可逆性或永久性，应观察一段时间再宣布死亡。观察期至少为 2 分钟，不能多于 5 分钟。

由主管医生宣布死亡，详细记录死亡过程及死亡时间（移植医生或 OPO 小组成员不能在场）。一旦宣布死亡，就不能采取恢复循环的措施。为了防止吸入和继发的肺损伤，允许重新气管插管。在宣布死亡后，可以进行器官切取的有关活动。

一旦宣布捐献者死亡，家属应立即撤离，主管医生及器官捐献协调员负责对家属进行安慰关怀。

（五）器官获取

1. 器官切取：宣布患者死亡后，OPO 小组方可介入，尽快开始切取手术，以尽量缩短器官的热缺血时间。切取前应协调好切取的手术团队，联系手术室的人员和麻醉师，做好切取术前准备。应准确记录手术开始时间、插管灌洗时间、每个捐献器官切取时间、手术结束时间。器官切取手术完成后，应妥善处理捐献者的遗体。

2. 器官保存与修复：供者器官切取后，一般采取单纯低温保存。如条件允许，建议对热缺血时间较长的供者器官及扩大标准的供者器官采取低温机械灌注。

3. 器官评估：应综合供者/供者器官的特点，进行评估，包括供者的年龄、身高、体重、死亡原因、重症监护时间及治疗过程等，以及供者器官的质量、热缺血时间等。必要时可进行病理检查，如有条件，可结合机械灌注及微量透析技术进行器官评估，以保证移植器官的质量与受者的安全。

（六）病例总结

对已完成的 DCD 案例进行病例总结，整理相关文件，上报医院器官捐献委员会/医院器官移植伦理委员会和 PODC，备案管理。

2011 年 12 月

附录2：中国心脏死亡器官
捐献分类标准

依据前期探索经验并参照国际分类（见附件），将我国现阶段公民逝世后心脏死亡器官捐献分为三大类：

一、中国一类（C-Ⅰ）：国际标准化脑死亡器官捐献（DBD），即：脑死亡案例，经过严格医学检查后，各项指标符合脑死亡国际现行标准和国内最新脑死亡标准（《中国脑血管病杂志》，2009年第6卷第4期），由通过卫生部委托机构培训认证的脑死亡专家明确判定为脑死亡；家属完全理解并选择按脑死亡标准停止治疗、捐献器官；同时获得案例所在医院和相关领导部门的同意和支持。

二、中国二类（C-Ⅱ）：国际标准化心死亡器官捐献（DCD），即包括Maastricht标准分类中的M-Ⅰ~M-Ⅴ类案例；其中M-Ⅰ、M-Ⅱ、M-Ⅳ、M-Ⅴ几乎没有争议，但成功概率较小，其器官产出对医疗技术、组织结构及运作效率的依赖性极强。M-Ⅲ所面临的主要问题是关于"抢救与放弃"之间的医学及伦理学争论，需要用具有法律效力的、权威性的医学标准、共识或指南来保证其规范化实施。

三、中国三类（C-Ⅲ）：中国过渡时期脑—心双死亡标准器官捐献（Donation after Brain Death plus Cardiac Death，DBCD），即：虽已完全符合DBD标准，但鉴于对脑死亡法律支持框架缺位，现依严格程序按DCD实施；这样做实际上是将C-Ⅰ类案例按C-Ⅱ类处理，既类似M-Ⅳ类，又不同于M-Ⅳ类（M-Ⅳ为非计划性、非预见性脑死亡后心脏停搏）。

附件：国际DCD（Donation of Cardiac Death，心死亡遗体器官捐献）分类简介。

按照1995年和2003年修订的Maastricht标准，DCD分为五大类：

一、M-Ⅰ：入院前已经宣告死亡，但时间不超过45分钟。

二、M-Ⅱ：于医院外发生心脏停搏，急诊入院后经心肺复苏 10 分钟无效，宣告死亡。

三、M-Ⅲ：受到严重的不可救治性损伤，通常为毁灭性脑外伤，但还没有完全达到或完全满足脑死亡的全套医学标准；同时生前有意愿捐献器官，经家属主动要求或同意，在 ICU 中有计划地撤除生命支持和治疗，主要手段为终止呼吸机人工通气给氧，使心脏缺氧而停搏及残余脑细胞彻底失活，等待死亡的发生。

四、M-Ⅳ：脑死亡判定成立后、器官捐献手术之前所发生的非计划性、非预见性心脏停搏。

五、M-Ⅴ：住院病人的心脏停搏（2003 年新增标准）。主要为 ICU 中抢救过程中发生的非计划性、非预见性心脏停搏。

附录3：人体器官移植条例

第一章 总 则

第一条　为了规范人体器官移植，保证医疗质量，保障人体健康，维护公民的合法权益，制定本条例。

第二条　在中华人民共和国境内从事人体器官移植，适用本条例；从事人体细胞和角膜、骨髓等人体组织移植，不适用本条例。

本条例所称人体器官移植，是指摘取人体器官捐献人具有特定功能的心脏、肺脏、肝脏、肾脏或者胰腺等器官的全部或者部分，将其植入接受人身体以代替其病损器官的过程。

第三条　任何组织或者个人不得以任何形式买卖人体器官，不得从事与买卖人体器官有关的活动。

第四条　国务院卫生主管部门负责全国人体器官移植的监督管理工作。县级以上地方人民政府卫生主管部门负责本行政区域人体器官移植的监督管理工作。

各级红十字会依法参与人体器官捐献的宣传等工作。

第五条　任何组织或者个人对违反本条例规定的行为，有权向卫生主管部门和其他有关部门举报；对卫生主管部门和其他有关部门未依法履行监督管理职责的行为，有权向本级人民政府、上级人民政府有关部门举报。接到举报的人民政府、卫生主管部门和其他有关部门对举报应当及时核实、处理，并将处理结果向举报人通报。

第六条　国家通过建立人体器官移植工作体系，开展人体器官捐献的宣传、推动工作，确定人体器官移植预约者名单，组织协调人体器官的使用。

第二章 人体器官的捐献

第七条 人体器官捐献应当遵循自愿、无偿的原则。

公民享有捐献或者不捐献其人体器官的权利；任何组织或者个人不得强迫、欺骗或者利诱他人捐献人体器官。

第八条 捐献人体器官的公民应当具有完全民事行为能力。公民捐献其人体器官应当有书面形式的捐献意愿，对已经表示捐献其人体器官的意愿，有权予以撤销。

公民生前表示不同意捐献其人体器官的，任何组织或者个人不得捐献、摘取该公民的人体器官；公民生前未表示不同意捐献其人体器官的，该公民死亡后，其配偶、成年子女、父母可以以书面形式共同表示同意捐献该公民人体器官的意愿。

第九条 任何组织或者个人不得摘取未满18周岁公民的活体器官用于移植。

第十条 活体器官的接受人限于活体器官捐献人的配偶、直系血亲或者三代以内旁系血亲，或者有证据证明与活体器官捐献人存在因帮扶等形成亲情关系的人员。

第三章 人体器官的移植

第十一条 医疗机构从事人体器官移植，应当依照《医疗机构管理条例》的规定，向所在地省、自治区、直辖市人民政府卫生主管部门申请办理人体器官移植诊疗科目登记。

医疗机构从事人体器官移植，应当具备下列条件：

（一）有与从事人体器官移植相适应的执业医师和其他医务人员；

（二）有满足人体器官移植所需要的设备、设施；

（三）有由医学、法学、伦理学等方面专家组成的人体器官移植技术临床应用与伦理委员会，该委员会中从事人体器官移植的医学专家不超过委员人数的1/4；

（四）有完善的人体器官移植质量监控等管理制度。

第十二条 省、自治区、直辖市人民政府卫生主管部门进行人体器官移植诊疗科目登记，除依据本条例第十一条规定的条件外，还应当考虑本行政区域人体器官移植的医疗需求和合法的人体器官来源情况。

省、自治区、直辖市人民政府卫生主管部门应当及时公布已经办理人体器官移植诊疗科目登记的医疗机构名单。

第十三条　已经办理人体器官移植诊疗科目登记的医疗机构不再具备本条例第十一条规定条件的，应当停止从事人体器官移植，并向原登记部门报告。原登记部门应当自收到报告之日起 2 日内注销该医疗机构的人体器官移植诊疗科目登记，并予以公布。

第十四条　省级以上人民政府卫生主管部门应当定期组织专家根据人体器官移植手术成功率、植入的人体器官和术后患者的长期存活率，对医疗机构的人体器官移植临床应用能力进行评估，并及时公布评估结果；对评估不合格的，由原登记部门撤销人体器官移植诊疗科目登记。具体办法由国务院卫生主管部门制订。

第十五条　医疗机构及其医务人员从事人体器官移植，应当遵守伦理原则和人体器官移植技术管理规范。

第十六条　实施人体器官移植手术的医疗机构及其医务人员应当对人体器官捐献人进行医学检查，对接受人因人体器官移植感染疾病的风险进行评估，并采取措施，降低风险。

第十七条　在摘取活体器官前或者尸体器官捐献人死亡前，负责人体器官移植的执业医师应当向所在医疗机构的人体器官移植技术临床应用与伦理委员会提出摘取人体器官审查申请。

人体器官移植技术临床应用与伦理委员会不同意摘取人体器官的，医疗机构不得做出摘取人体器官的决定，医务人员不得摘取人体器官。

第十八条　人体器官移植技术临床应用与伦理委员会收到摘取人体器官审查申请后，应当对下列事项进行审查，并出具同意或者不同意的书面意见：

（一）人体器官捐献人的捐献意愿是否真实；

（二）有无买卖或者变相买卖人体器官的情形；

（三）人体器官的配型和接受人的适应症是否符合伦理原则和人体器官移植技术管理规范。

经 2/3 以上委员同意，人体器官移植技术临床应用与伦理委员会方可出具同意摘取人体器官的书面意见。

第十九条　从事人体器官移植的医疗机构及其医务人员摘取活体器官前，应当履行下列义务：

（一）向活体器官捐献人说明器官摘取手术的风险、术后注意事项、可能发生的并发症及其预防措施等，并与活体器官捐献人签署知情同意书；

（二）查验活体器官捐献人同意捐献其器官的书面意愿、活体器官捐献人与接受人存在本条例第十条规定关系的证明材料；

（三）确认除摘取器官产生的直接后果外不会损害活体器官捐献人其他正常的生理功能。

从事人体器官移植的医疗机构应当保存活体器官捐献人的医学资料，并进行随访。

第二十条　摘取尸体器官，应当在依法判定尸体器官捐献人死亡后进行。从事人体器官移植的医务人员不得参与捐献人的死亡判定。

从事人体器官移植的医疗机构及其医务人员应当尊重死者的尊严；对摘取器官完毕的尸体，应当进行符合伦理原则的医学处理，除用于移植的器官以外，应当恢复尸体原貌。

第二十一条　从事人体器官移植的医疗机构实施人体器官移植手术，除向接受人收取下列费用外，不得收取或者变相收取所移植人体器官的费用：

（一）摘取和植入人体器官的手术费；

（二）保存和运送人体器官的费用；

（三）摘取、植入人体器官所发生的药费、检验费、医用耗材费。

前款规定费用的收取标准，依照有关法律、行政法规的规定确定并予以公布。

第二十二条　申请人体器官移植手术患者的排序，应当符合医疗需要，遵循公平、公正和公开的原则。具体办法由国务院卫生主管部门制订。

第二十三条　从事人体器官移植的医务人员应当对人体器官捐献人、接受人和申请人体器官移植手术的患者的个人资料保密。

第二十四条　从事人体器官移植的医疗机构应当定期将实施人体器官移植的情况向所在地省、自治区、直辖市人民政府卫生主管部门报告。具体办法由国务院卫生主管部门制订。

第四章　法律责任

第二十五条　违反本条例规定，有下列情形之一，构成犯罪的，依法追究刑事责任：

（一）未经公民本人同意摘取其活体器官的；

（二）公民生前表示不同意捐献其人体器官而摘取其尸体器官的；

（三）摘取未满 18 周岁公民的活体器官的。

第二十六条　违反本条例规定，买卖人体器官或者从事与买卖人体器官有关活动的，由设区的市级以上地方人民政府卫生主管部门依照职责分工没收违法所得，并处交易额 8 倍以上 10 倍以下的罚款；医疗机构参与上述活动的，还应当对负有责任的主管人员和其他直接责任人员依法给予处分，并由原登记部门撤销该医疗机构人体器官移植诊疗科目登记，该医疗机构 3 年内不得再申请人体器官移植诊疗科目登记；医务人员参与上述活动的，由原发证部门吊销其执业证书。

国家工作人员参与买卖人体器官或者从事与买卖人体器官有关活动的，由有关国家机关依据职权依法给予撤职、开除的处分。

第二十七条 医疗机构未办理人体器官移植诊疗科目登记，擅自从事人体器官移植的，依照《医疗机构管理条例》的规定予以处罚。

实施人体器官移植手术的医疗机构及其医务人员违反本条例规定，未对人体器官捐献人进行医学检查或者未采取措施，导致接受人因人体器官移植手术感染疾病的，依照《医疗事故处理条例》的规定予以处罚。

从事人体器官移植的医务人员违反本条例规定，泄露人体器官捐献人、接受人或者申请人体器官移植手术患者个人资料的，依照《执业医师法》或者国家有关护士管理的规定予以处罚。

违反本条例规定，给他人造成损害的，应当依法承担民事责任。

违反本条例第二十一条规定收取费用的，依照价格管理的法律、行政法规的规定予以处罚。

第二十八条 医务人员有下列情形之一的，依法给予处分；情节严重的，由县级以上地方人民政府卫生主管部门依照职责分工暂停其 6 个月以上 1 年以下执业活动；情节特别严重的，由原发证部门吊销其执业证书：

（一）未经人体器官移植技术临床应用与伦理委员会审查同意摘取人体器官的；

（二）摘取活体器官前未依照本条例第十九条的规定履行说明、查验、确认义务的；

（三）对摘取器官完毕的尸体未进行符合伦理原则的医学处理，恢复尸体原貌的。

第二十九条 医疗机构有下列情形之一的，对负有责任的主管人员和其他直接责任人员依法给予处分；情节严重的，由原登记部门撤销该医疗机构人体器官移植诊疗科目登记，该医疗机构 3 年内不得再申请人体器官移植诊疗科目登记：

（一）不再具备本条例第十一条规定条件，仍从事人体器官移植的；

（二）未经人体器官移植技术临床应用与伦理委员会审查同意，做出摘取人体器官的决定，或者胁迫医务人员违反本条例规定摘取人体器官的；

（三）有本条例第二十八条第（二）项、第（三）项列举的情形的。

医疗机构未定期将实施人体器官移植的情况向所在地省、自治区、直辖市人民政府卫生主管部门报告的，由所在地省、自治区、直辖市人民政府卫生主管部门责令限期改正；逾期不改正的，对负有责任的主管人员和其他直接责任人员依法给予处分。

第三十条　从事人体器官移植的医务人员参与尸体器官捐献人的死亡判定的，由县级以上地方人民政府卫生主管部门依照职责分工暂停其 6 个月以上 1 年以下执业活动；情节严重的，由原发证部门吊销其执业证书。

第三十一条　国家机关工作人员在人体器官移植监督管理工作中滥用职权、玩忽职守、徇私舞弊，构成犯罪的，依法追究刑事责任；尚不构成犯罪的，依法给予处分。

第五章　附　则

第三十二条　本条例自 2007 年 5 月 1 日起施行。

附录4：山东省遗体捐献条例

（2003年1月12日山东省第九届人民代表大会常务委员会第三十三次会议通过）

第一章 总 则

第一条 为了鼓励遗体捐献行为，规范遗体捐献工作，发展医学科学事业，造福人类社会，促进社会主义精神文明建设，根据本省实际，制定本条例。

第二条 本条例所称遗体捐献，是指自然人生前自愿表示在死亡后，将遗体的全部或者部分捐献给医学科学事业的行为，以及生前未表示捐献意愿的自然人死亡后，由其近亲属将其遗体的全部或者部分捐献给医学科学事业的行为。

第三条 本条例适用于本省行政区域内遗体的捐献、接受和利用及其相关的管理活动。

第四条 遗体捐献遵循自愿、无偿的原则。

捐献的遗体应当用于医学教育、科研和临床。

第五条 县级以上卫生行政部门主管遗体捐献工作，负责遗体捐献的组织管理与监督。

县级以上红十字会负责遗体捐献的具体工作。

公安、民政、财政、教育等部门按照职责，协助做好遗体捐献工作。

广播、电视、报刊等新闻单位应当对遗体捐献工作进行公益性宣传。

第六条 捐献人的捐献行为和人格尊严应当受到社会尊重和法律保护。

第七条 各级人民政府或者有关部门对在遗体捐献工作中做出突出成绩的单位和个人，应当给予表彰、奖励。

第二章　捐献登记

第八条　具有完全民事行为能力的自然人可以捐献遗体。

限制民事行为能力人捐献遗体的，应当征得其监护人的书面同意。

第九条　捐献人捐献行为的意思表示必须真实。捐献人生前自愿捐献遗体的，其近亲属应当尊重捐献人的捐献意愿。

第十条　县级以上红十字会是遗体捐献的登记机构（以下简称"登记机构"），负责遗体捐献的登记工作。

登记机构应当向社会公布其名称、地址、联系方式和工作时间。

第十一条　捐献人办理遗体捐献登记手续，可以采取下列方式：

（一）到登记机构登记；

（二）要求登记机构上门登记；

（三）便于登记的其他方式。

生前未办理遗体捐献登记手续的自然人死亡后，其近亲属可以持本人和死者身份证件及全部具有完全民事行为能力的近亲属一致同意的证明，办理遗体捐献登记手续，但死者生前明确表示不捐献遗体的除外。

第十二条　办理遗体捐献手续需要填写遗体捐献登记表。遗体捐献登记表应当载明下列事项：

（一）捐献人的姓名、性别、年龄、工作单位或者居住地的居（村）民委员会名称及联系方式；

（二）捐献遗体的用途或者捐献部分遗体的名称及其用途；

（三）捐献执行人的姓名、联系方式；

（四）捐献遗体的接受单位；

（五）遗体利用后的火化及处理；

（六）其他事项。

捐献人可以在遗体捐献登记表上注明保密和有关的其他事项；捐献人在登记时没有注明保护个人隐私的，登记机构和接受单位应当为其保守秘密。

遗体捐献登记结束后，由登记机构向捐献人颁发捐献卡。

第十三条　捐献人可以在生前委托捐献执行人。捐献执行人可以是其近亲属，也可以是其近亲属以外的其他自然人，或者是其生前工作单位、居住地的居（村）民委员会、养老机构及其他组织。

生前未表示捐献意愿的自然人死亡后，捐献其遗体的近亲属即为捐献执行人。

第十四条　办理遗体捐献登记手续后，捐献人可以变更登记内容或者撤销登记。登记机构应当按照捐献人的要求，办理变更登记或者撤销登记。

第三章　接受、利用和处理

第十五条　遗体捐献接受单位（以下简称"接受单位"）应当具备下列条件：

（一）有开展医学科研、教学业务能力的高中等医学院校、医学科研单位以及医疗、预防机构；

（二）有从事遗体接受工作的机构和人员；

（三）有与开展遗体接受工作相适应的设备、场地。

第十六条　申请遗体捐献接受工作的单位，应当经省卫生行政部门审核许可。

第十七条　捐献人死亡后，捐献执行人应当及时通知相应的接受单位办理有关手续。

第十八条　接受单位接到通知，应当在二十四小时内接受遗体。

第十九条　在接受、运送捐献遗体或者遗体组织时，公安、交通、民政等有关部门应当提供方便。

第二十条　接受单位接受遗体后，应当于三日内书面通知原登记机构，由登记机构授予捐献人荣誉证书。

接受单位利用捐献的遗体，应当严格遵照捐献人的意愿，用于医学教育、科研和临床。利用完毕的遗体，应当由接受单位整仪后负责送殡葬单位火化，并承担遗体的运输费、火化费等相关费用。

第二十一条　遗体捐献登记表、捐献卡和荣誉证书，由省红十字会统一印制。

第二十二条　具备开展遗体组织移植手术技术条件的医疗机构，经省卫生行政部门审核批准后，可以设立组织库。

省卫生行政部门制定组织库的设置和审查标准，并对组织库实行年检制度。

第二十三条　禁止接受单位、登记机构、设立组织库的医疗机构买卖捐献的遗体、遗体组织或者违背捐献人的意愿提取遗体组织。

第二十四条　捐献人的近亲属临床使用遗体组织，可以按照省卫生行政部门的规定享受一定的优惠。

第二十五条　接受单位应当建立专门档案，完整记录遗体的利用情况，并报县级以上卫生行政部门和红十字会备案。

捐献人的近亲属或者捐献执行人有权向登记机构查询遗体的利用情况，接受查询的单位应当在七日内予以书面答复。

第四章　法律责任

第二十六条　违反本条例第十八条第一款、第二十条规定的，由省卫生行政部门责令限期改正；情节严重的，可以取消其遗体接受资格。

第二十七条　违反本条例第二十三条规定的，由县级以上卫生行政部门处以三千元以上三万元以下的罚款；有违法所得的，并处没收违法所得；构成犯罪的，依法追究刑事责任；对负有责任的医务人员由县级以上卫生行政部门依照《中华人民共和国执业医师法》的规定，吊销其执业证书。

第二十八条　违反本条例规定，有下列情形之一的，由县级以上卫生行政部门责令其停止违法行为，可以处以一千元以上一万元以下的罚款；有违法所得的，并处没收违法所得：

（一）未经省卫生行政部门审核批准接受遗体的；

（二）未经省卫生行政部门审核批准设立组织库的。

违反本条例规定，组织库未按规定参加年检的，取消其组织库资格；该组织库继续存放捐献的遗体组织的，依照前款规定给予行政处罚。

第二十九条　违反本条例第二十五条规定的，由县级以上卫生行政部门责令限期改正。

第三十条　从事遗体捐献登记、接受工作的人员违反本条例规定的，由其所在单位或者上级主管部门给予批评教育或者行政处分；构成犯罪的，依法追究刑事责任。

第五章　附　则

第三十一条　本条例自 2003 年 3 月 1 日起施行。

附录5：中国人体器官分配与共享基本原则和肝脏与肾脏移植核心政策

一、人体器官分配与共享基本原则

（一）总则。

申请人体器官移植手术患者的排序，应当符合医疗需要，遵循公平、公正和公开的原则。

（二）基本原则。

1. 人体器官分配与共享应当符合医疗的需要。

2. 移植医院根据合理的医学判断，有权为其移植等待者拒绝接受不合适的器官。

3. 人体器官分配与共享按照移植医院、省（直辖市、自治区）、全国三个级别逐级进行器官的分配与共享。

4. 人体器官分配与共享过程中应当避免器官的浪费，最大限度地增加病人接受移植手术的机会，提高器官分配效率。

5. 在确保尽量降低移植等待名单的患者死亡率的前提下，优化器官与移植等待者的匹配质量，提高移植受者的术后生存率和生存质量。

6. 保证器官分配的公平性，减少因生理、病理和地理上的差异造成器官分布不均的情况。

7. 定期对人体器官分配与共享政策进行审核和适当修订。

（三）实施目标。

1. 降低移植等待名单的患者死亡率。

2. 提高移植受者的术后生存率。

3. 消除核心的移植等待者排序规则和器官匹配政策对不同疾病和不同生理条件所产生的不公平性。

二、肝脏分配与共享核心政策

（一）数据收集。《肝移植等待者数据收集表》用于采集将肝移植等待者加入等待名单时所需要的医学信息，以及记录肝移植等待者在等待期间的医疗变化情况。肝移植等待者加入等待名单前，移植医院必须在分配系统中提交真实、完整、有效的《肝移植等待者数据收集表》。

（二）肝移植等待名单。肝移植等待名单是指在未获得器官捐献者肝脏医学特征的情况下，按照排序规则输出的一个有序的、等待肝移植手术的患者名单。排序规则包括：

1. 肝移植等待者医疗紧急度评分。

所有肝移植等待者在列入肝移植等待名单之前都必须获取一个有效的医疗紧急度评分，用于肝移植等待名单的排序。医疗紧急度评分的最高级别是超紧急状态，不符合超紧急状态的等待者依据终末期肝病模型/小儿终末期肝病模型评分（以下简称"MELD/PELD评分"，详见第四项）得到的分数按照由高到低的顺序排列。

早期肝细胞肝癌（HCC）患者可申请HCC特例评分，申请成功者将获得MELD评分22分（12岁或以上肝移植等待者）或PELD评分32分（12岁以下肝移植等待者）。

2. 肝移植等待时间。

为消除主观判断和人为因素引起的不公平性，客观地反映肝移植等待者真正等待肝脏移植的时间，肝移植等待时间的计算应当与肝移植等待者医疗紧急度评分以及每个评分的停留时间相结合。

超紧急状态的肝移植等待者在肝移植等待名单上的等待时间将随着停留在超紧急状态的时间自然增加。

在同一个肝移植等待名单上，处于某一MELD/PELD评分的肝移植等待者的等待时间计算如下：

肝移植等待者的等待时间 = 当前MELD/PELD评分的累计等待时间 + 比当前MELD/PELD评分分值高的MELD/PELD评分的累计等待时间

（三）肝移植匹配名单。肝移植匹配名单是指结合器官捐献者肝脏的医学特征、肝移植等待者自身的医疗紧急度、肝移植等待者与器官捐献者肝脏的匹配程度等因素，在分配系统中输出的一个有序的肝移植等待者的器官匹配名单。

影响匹配名单排序的主要因素依次为：

1. 地理因素。

以移植医院内的移植等待者名单作为基本的分配区域进行器官移植等待者的排序与器官的匹配。按照器官捐献者与等待者的相对地理位置，推行各省行政区域内和全国范围内的器官共享。各省成立省级人体器官获取组织（Provincial Organ Procurement Organizations, POPO），利用分配系统负责协调器官的获取与运送，POPO 下辖一个或几个器官获取组织（Organ Procurement Organizations, OPO），OPO 的数量及服务区域由各省级卫生行政部门根据本省（区、市）实际情况确定。

进行器官匹配的最小分配区域为移植医院的移植等待者名单，并按照如下顺序逐级扩大分配区域，直到匹配到合适的等待者。

（1）移植医院分配区域：指移植医院内的移植等待者名单（适用于肝脏捐献者所在的医院具备肝移植资质的情况）。

（2）OPO 分配区域：指 OPO 服务区域内的所有移植医院的移植等待者名单（适用于肝脏捐献者所在的医院不具备肝移植资质的情况）。

（3）POPO 分配区域：指省级行政区域内所有移植医院的等待名单。

（4）全国分配区域：指全国所有移植医院的移植等待名单。

2. 年龄因素。

12 岁以下的儿童捐献者的肝脏优先分配给 12 岁以下的儿童肝移植等待者。

3. 医疗紧急度评分。

在同一个分配区域内的肝移植等待者按照不同的医疗紧急程度进行排序。医疗紧急度评分的最高级别为超紧急状态，不符合超紧急状态的肝移植等待者根据 MELD/PELD 评分得到的分数从高分到低分进行排列。

4. 血型匹配。

肝移植等待者与器官捐献者的 ABO 血型应当相同或相容，方可进行器官匹配。对于与器官捐献者 ABO 血型不相容的肝脏匹配仅限于超紧急状态或 MELD/PELD 评分≥30 分的肝移植等待者。

5. 器官捐献者及其直系亲属的优先权。

为鼓励器官捐献，赞扬器官捐献者挽救他人生命的奉献精神，尸体器官捐献者的直系亲属或活体器官捐献者如需要接受肝移植手术，排序时将获得合理的优先权。

6. 等待时间。

在同一个分配区域内、获得同一医疗紧急度评分的肝移植等待者，根据等待时间与血型匹配的综合得分进行排序。

三、肾脏分配与共享核心政策

（一）数据收集。《肾移植等待者数据收集表》用于采集将肾移植等待者加入等待名单时所需要的医学信息，以及记录肾移植等待者在等待期间的医疗变化情况。肾移植等待者加入等待名单前，移植医院须在分配系统中提交真实、完整、有效的《肾移植等待者数据收集表》。

（二）肾移植等待名单与肾移植等待时间。肾移植等待名单是指在尚未获得器官捐献者肾脏医学特征的情况下，按照排序规则输出的一个有序的、等待肾移植手术的患者名单。

肾移植等待者的排序以等待时间为主要排序指标。为了能够真实、客观地反映肾移植等待者真正等待肾脏移植的时间，计算时应当结合肾移植等待者接受透析治疗的起始时间。

对于 18 岁或以上的肾移植等待者，如果在加入肾脏等待名单时尚未开始接受透析治疗，其等待肾移植的起始时间应当为该等待者之后接受透析治疗的起始时间。如果等待者在加入肾脏等待名单前已接受透析治疗，等待时间应当从加入等待名单的一刻起开始计算。18 岁以下肾移植等待者的等待时间由加入等待名单的一刻起开始计算。

（三）肾移植匹配名单。肾移植匹配名单是指结合器官捐献者肾脏的医学特征、肾移植等待者的自身情况和其他匹配因素，在器官匹配系统中输出的一个有序的肾移植等待者名单。

影响匹配名单排序的主要因素依次为：

1. 地理因素。

以移植医院内的移植等待者名单作为基本的分配区域进行器官移植等待者的排序与器官的匹配。按照器官捐献者与等待者的相对地理位置，推行各省行政区域内和全国范围内的器官共享。各省成立 POPO，利用分配系统负责协调器官的获取与运送，POPO 下辖一个或几个 OPO，OPO 的数量及服务区域由各省级卫生行政部门根据本省（区、市）实际情况确定。

进行器官匹配的最小分配区域为移植医院的移植等待者名单，并按照如下顺序逐级扩大分配区域，直到匹配到合适的等待者。

（1）移植医院分配区域：指移植医院内的移植等待者名单（适用于肾脏捐献者所在的医院具备肾移植资质的情况）。

（2）OPO 分配区域：指 OPO 服务区域内的所有移植医院的移植等待者名

单（适用于肾脏捐献者所在的医院不具备肾移植资质的情况）。

（3）POPO 分配区域：指省级行政区域内所有移植医院的等待名单。

（4）全国分配区域：指全国所有移植医院的移植等待名单。

2. 血型匹配。

肾移植等待者与器官捐献者 ABO 血型必须相同或相容，方可进行肾脏的器官匹配。

3. 肾移植等待者评分系统。

肾移植等待者评分系统用于同一个分配区域内等待者的排序。

该评分系统由等待时间得分、器官捐献者及其直系亲属优先权、等待者致敏度（PRA≥80%）、人类白细胞抗原（Human Leukocyte Antigen，HLA）配型匹配质量、儿童等待者优先权组成。

（1）等待时间得分。

肾移植等待时间得分较高的肾移植等待者优先。

（2）器官捐献者及其直系亲属的优先权。

为赞扬器官捐献者为挽救他人生命的奉献精神，尸体器官捐献者的直系亲属或活体器官捐献者如需要接受肾移植手术，排序时将获得合理的优先权。

（3）高致敏（PRA≥80%）等待者优先。

由于高致敏肾移植等待者在没有优先权的条件下，比其他等待者更难找到合适的肾脏。因此，应当给予这类等待者一定的优先权，使他们有更大的概率接受移植。

（4）与器官捐献者肾脏 HLA 配型匹配质量较高的肾移植等待者优先。

研究发现肾移植器官捐献者与接受者双方基因水平 HLA 配型的匹配情况，对肾移植受者术后长期存活具有显著影响。因此，应当给予抗原无错配（详见第四项）或 HLA 配型匹配质量较高的肾移植等待者一定的优先权，以提高肾移植术后生存率。

（5）18 岁以下肾移植等待者优先。

肾脏疾病和透析治疗给 18 岁以下少年儿童正常的生长发育带来了严重的不良影响，应当尽早为 18 岁以下少年儿童进行根本性的治疗（肾移植手术）。因此，给予 18 岁以下肾移植等待者优先权。

有关名词解释：

（一）成人（大于等于 18 岁）肝移植等待者超紧急状态。出现以下任何一种情况，如不接受肝移植手术，预期寿命小于 7 天的成人肝移植等待者将被列为超紧急状态。

1. 暴发性肝衰竭。

暴发性肝衰竭是指首发肝病症状的 8 周内出现肝性脑病。等待名单中罹患暴发性肝衰竭的成人等待者，除正在重症监护病房（ICU）接受治疗外，还必须至少满足以下三个条件中的任意一项：

（1）呼吸机依赖；

（2）需要接受透析、连续性静脉—静脉血液滤过（CVVH）或连续性静脉—静脉血液透析（CVVD）；

（3）国际标准化比率（INR）大于 2.0。

2. 原发性移植肝无功能。

该诊断应当于移植物植入后 7 天内做出，并至少满足以下两个条件中的任何一项：

（1）天门冬氨酸氨基转移酶（AST）≥3000U/L、国际标准化比率（INR）≥2.5 和/或酸中毒（动脉血 pH≤7.30 或静脉血 pH≤7.25 和/或乳酸≥4mmol/L）。

所有实验室检验值必须来自移植后 24 小时至 7 天内所抽取的同一血液样本。

（2）无肝等待者。

3. 移植物植入后 7 天内移植肝动脉血栓形成，且满足上述（1）和（2）两个条件中的任何一项。

4. 急性失代偿性肝豆状核变性。

列入超紧急状态的成人肝移植等待者，其主管医师必须在 7 天内对该等待者的状态进行认证，否则将被降分处理。

（二）18 岁以下肝移植等待者超紧急状态。

出现以下任何一种情况的 18 岁以下肝移植等待者，将被列为超紧急状态。

1. 暴发性肝衰竭。

暴发性肝衰竭是指首发肝病症状的 8 周内出现肝性脑病。等待名单中罹患暴发性肝衰竭的儿童等待者，除正在重症监护病房（ICU）接受治疗外，同时还必须至少满足以下条件中的任意一项：

（1）呼吸机依赖；

（2）需要接受透析、连续性静脉—静脉血液滤过（CVVH）或连续性静脉—静脉血液透析（CVVD）；

（3）国际标准化比率（INR）大于 2.0。

2. 原发性移植肝无功能。

该诊断应当于移植物植入后 7 天内做出，并至少满足以下条件中任何两项：

（1）丙氨酸氨基转移酶（ALT）≥2000U/L；

（2）国际标准化比率（INR）≥2.5；

（3）总胆红素（TBIL）≥10mg/dl；

（4）酸中毒（动脉血 pH≤7.30、静脉血 pH≤7.25 或乳酸≥4mmol/L）。

所有实验室检验值必须来自移植后 24 小时至 7 天内所抽取的同一血液样本。

3. 肝动脉血栓形成。

该诊断应当于移植物植入后 14 天内做出。

4. 急性失代偿性肝豆状核变性。

列入超紧急状态的儿童肝移植等待者，其主管医师必须在 7 天内对该等待者的状态进行认证，否则将被降分处理。

（三）MELD/PELD 评分。MELD/PELD 评分是唯一在国际上被广泛接受、能够准确预测终末期肝病患者死亡率的医学指标。采用 MELD/PELD 评分符合人体器官移植共享与分配的第一目标，即降低移植等待名单的患者死亡率。

1. MELD 评分。

MELD 评分适用于大于等于 12 岁的肝移植等待者。MELD 评分客观地预测了肝移植等待者 3 个月的死亡风险。MELD 评分计算公式使用了血清胆红素、肌酐和 INR 值这三个客观的、可重复测量的实验室检验值，并考虑了肝移植等待者是否在肝移植前一周内接受两次或更多次透析治疗，或者肝移植前一周内接受 24 小时连续静脉—静脉血液透析对实验室检验值的影响。

MELD 评分公式为：

MELD 评分 = $0.957 \times \mathrm{Log}e$ 血清肌酐值（mg/dL）$+ 0.378 \times \mathrm{Log}e$ 血清胆红素值（mg/dL）$+ 1.120 \times \mathrm{Log}e$ 国际标准化比率（INR）$+ 0.643$

通过该公式为每位肝移植等待者计算所得的 MELD 评分将四舍五入至小数点后第十位，再乘以 10。MELD 评分最高总分值为 40 分。

MELD 评分公式设定最高血清肌酐值为 4.0mg/dL（即肝移植等待者的血清肌酐大于 4.0mg/dL 仍设定为 4.0mg/dL）。对于移植前一周内接受两次或更多次透析疗法的等待者，或者移植前一周内接受 24 小时连续静脉—静脉血液透析的肝移植等待者，其血清肌酐水平自动设定为 4.0mg/dL。

2. PELD 评分。

PELD 评分适用于 12 岁以下的肝移植等待者。PELD 评分客观地预测了儿童肝移植等待者 3 个月的死亡风险。PELD 评分计算公式使用了血清白蛋白、总胆红素和 INR 值等客观的实验室检验值和生长发育的指标。

PELD 评分公式为：

PELD 评分 = 0.436（年龄 < 1 岁）− 0.687 × Loge 血清白蛋白值（g/dL）+ 0.480 × Loge 血清总胆红素值（mg/dL）+ 1.857 × Loge 国际标准化比率（INR）+ 0.667（生长障碍）

通过该公式为每位 12 岁以下肝移植等待者计算所得的 PELD 评分将四舍五入至小数点后第十位，再乘以 10。

按照 PELD 评分计算时，实验室检验值小于 1.0 统一设置为 1.0。生长障碍根据年龄和性别进行计算。1 岁生日之前列入肝移植等待名单的等待者，将继续保留年龄小于 1 岁获得的分值（即 0.436）直至该等待者年满 24 个月。

所有 MELD/PELD 评分都需要定期进行评分再认证，以确保肝移植等待者拥有一个有效的能正确反映当前病情的状态评分，负责的医师应当及时为等待者更新相关信息。

（四）肝细胞肝癌（HCC）特例评分。MELD/PELD 评分系统不能合理地反映早期 HCC 患者需要接受移植的紧急程度，为弥补这一不足，建立了 HCC – MELD 协作评分机制，目的是消除核心的排序政策对不同疾病和不同生理病理条件所产生的不公平性。

要求所有申请 HCC 特例评分的肝移植等待者，必须提供血清甲胎蛋白（AFP）水平的检测报告。

对于影像学结果显示有肿瘤存在的 HCC 特例评分申请者，必须同时符合以下两点：

（1）单发肿瘤直径在 2 ~ 5cm，或多发肿瘤不多于 3 个病灶且最大病灶直径 ≤ 3cm。

肿瘤直径必须按照最大直径报告。例如，肿瘤大小为 3.9cm × 5.7cm，必须报告为 5.7cm。

（2）无肿瘤肝外转移或累及大血管（门静脉或肝静脉）的情况。

评估病情时，应当对申请者的肝脏进行超声检查，对腹部进行 CT 或 MRI 扫描以便记录肿瘤的特征，还需对胸部进行 CT 扫描以排除转移性疾病。

同时符合以上两点的 HCC 特例评分申请者，将获得 MELD 评分 22 分（12 岁或以上肝移植等待者）或 PELD 评分 32 分（12 岁以下肝移植等待者）。

申请 HCC 特例评分成功的 HCC 肝移植等待者，每 3 个月必须进行一次 HCC 特例评分续期，续期成功后才能继续按照 HCC 特例进行评分。续期成功的肝移植等待者可以在原有 MELD/PELD 评分的基础上额外增加 10% 的 MELD/PELD 评分，直至这些肝移植等待者接受肝移植手术或移出等待名单。

续期不成功的 HCC 患者，将取消之前所申请的 HCC 特例评分。

如果同时成功申请 MELD/PELD 评分和 HCC 特例评分，将使用状态评分最高的分值作为等待者当前的状态评分。

（五）抗原无错配。抗原无错配是指等待名单上等待者的 ABO 血型与器官捐献者的血型相同或相容，且等待者与六个 HLA - A，B 和 DR 抗原均相同的配型。如器官捐献者 HLA 位点（A、B 或 DR）为纯合子，接受者相应位点的两个抗原中包含该抗原，则该位点也视为抗原无错配。

附录6：中国公民逝世后器官捐献工作流程

中国公民逝世后器官捐献工作按照捐献过程和主要内容共分报名登记、捐献评估、捐献确认、器官获取、器官分配、遗体处理、缅怀纪念、人道救助八个重要环节。

一、报名登记

凡居住在中华人民共和国的居民，愿意身故后无偿捐献器官者，可在户籍所在地、居住地或住院地的人体器官捐献办公室或登记站办理捐献意愿登记手续。

填写由中国人体器官捐献办公室统一制作的《中国人体器官捐献自愿书》（建议征得配偶、成年子女、父母等近亲属的同意），填好后可邮寄、传真或面交至人体器官捐献办公室或登记站。

由人体器官捐献办公室或登记站向报名登记者颁发统一制作的"中国人体器官捐献卡"，并负责将自愿捐献者相关资料录入中国人体器官捐献登记管理系统，并保存原始资料。

二、捐献评估

当潜在捐献状态出现后，如果本人曾经有捐献意向或家属有捐献意向，则可以由家属或医院的主管医生联系所在医院的信息员或协调员，并上报省级人体器官捐献办公室（或省级红十字会）。

开展器官捐献的省级人体器官捐献办公室派专职协调员和评估小组前往潜在捐献者所在医院开展工作，医院及所在地红十字会应派专职工作人员予以协助。

尚未开展器官捐献工作的省份若发生捐献案例，省级红十字会应向中国人体器官捐献办公室上报，由中国人体器官捐献办公室协调其他已开展捐献工作的省级人体器官捐献办公室协助完成后续工作。

三、捐献确认

经评估，应符合器官捐献相关标准，在协调员见证下，由捐献者家属代表填写《中国人体器官捐献登记表》，捐献者的父母、配偶、成年子女均应签字确认，或委托代表签字确认。

专兼职协调员负责收集捐献者的户口簿、身份证（出生证明）、结婚证、死亡证明及其配偶、父母、成年子女的身份证等文件资料复印件，并上报捐献者所在医院伦理委员会和省级人体器官捐献办公室。

按照《中国心脏死亡器官捐献指南》和死亡判定标准及程序的规定，捐献者的死亡由所在医疗机构判定。

四、器官获取

在捐献确认工作完成后，由省级人体器官捐献办公室派器官获取组织按捐献意愿实施器官获取工作，并摘取《中国人体器官捐献登记表》中同意捐献的器官或组织。专职协调员见证获取过程。

获取的器官应按照中国人体器官捐献专家委员会制定的相关技术规范规定，进行保存和运输。

五、器官分配

根据中国人体器官捐献工作委员会制定的相关规定进行分配。专职协调员监督见证分配过程。

器官移植完成后，由器官捐献协调员或器官移植定点医院向省级人体器官捐献办公室（省级红十字会）报告器官接受者的相关资料，省级人体器官捐献办公室填写《中国人体器官捐献完成登记表》，上报中国人体器官捐献办公室。

六、遗体处理

从事人体器官获取的医务人员应当尊重捐献者的尊严，对摘取器官完毕的遗体，应当进行符合伦理原则的医学处理，除捐献的器官（组织）外，应当恢复遗体原貌。

对于有遗体捐献意愿的捐献者，由省级人体器官捐献办公室（省级红十字会）协助联系遗体接收。

对于没有遗体捐献意愿或不符合遗体接收条件的捐献者，由所在医疗机构将其遗体移交其家属，省级人体器官捐献办公室（省级红十字会）协助处理善后事宜。

七、缅怀纪念

省级人体器官捐献办公室（省级红十字会）应向捐献者家属颁发捐献证书，将捐献者的信息铭刻在器官捐献纪念碑、纪念林、纪念馆或纪念网站上，并为捐献者家属提供缅怀亲人的场所，组织开展悼念活动，缅怀和纪念器官捐献者。

八、人道救助

各省（区、市）根据中国人体器官捐献工作委员会制定的相关政策并结合当地经济发展情况制定对贫困捐献者家庭的人道救助办法。器官捐献者的配偶、父母、成年子女或其委托代理人可向省级人体器官捐献办公室（省级红十字会）书面提交困难救助申请，省级人体器官捐献办公室（省级红十字会）对其家庭贫困情况评估核定后，给予一定的经济救助。

附录7：中国人体器官捐献体系组织结构及职责

中国人体器官捐献体系由国家、省（区、市）和部分地（市）及以下人体器官捐献组织机构构成（见附图1）。

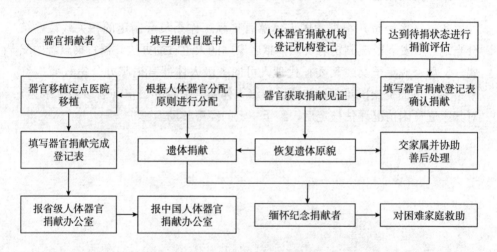

附图1　中国公民逝世后器官捐献工作流程

一、国家级人体器官捐献组织机构

（一）中国人体器官捐献工作委员会。中国人体器官捐献工作委员会为中国人体器官捐献工作体系的最高管理机构，由中国红十字会总会和卫生部及相关部委共同组建，下设中国人体器官捐献办公室、中国人体器官捐献专家委员会、中国人体器官获取组织等。负责制定中国人体器官捐献体系建设规划、方案、政策及重大工作事项；监督、指导中国人体器官捐献办公室、中国人体器官捐献专家委员会、中国人体器官获取组织以及省级人体器官捐献工作；协调相关国家部委支持开展人体器官捐献工作。日常执行机构为中国人体器官捐献办公室，设在中国红十字会总会。

（二）中国人体器官捐献办公室。负责全国器官捐献的宣传推动工作；负责组织并管理人体器官捐献志愿者队伍和人体器官捐献协调员队伍；负责对从事人体器官捐献和移植的相关人员开展红十字运动基本知识、人文关怀、社会心理等方面的培训；负责建立和维护中国人体器官捐献者登记管理系统；指导参与捐献器官的获取及分配工作；负责接收政府拨款与社会捐赠，建立并管理人体器官捐献基金；建立激励和救助机制，对困难捐献者家属实施人道救助；开展对器官捐献者的缅怀纪念；对有突出贡献的单位和个人予以表彰；负责协调中国人体器官捐献专家委员会和中国人体器官获取组织开展工作；对省级人体器官捐献办公室进行监督指导。

（三）中国人体器官捐献专家委员会。中国人体器官捐献专家委员会由医学、伦理学、社会学、卫生法学等方面的专家组成，中国人体器官捐献专家委员会的主要职责为：负责组织拟订全国人体器官捐献技术应用规范；负责为中国人体器官捐献工作委员会、中国人体器官捐献办公室等提供政策建议、决策参考和技术咨询；负责对从事人体器官捐献和移植的相关人员开展法规、政策、技术等方面的培训；对省级人体器官捐献专家组进行监督指导等。

（四）中国人体器官获取组织。负责协调、指导、实施人体器官获取工作；负责对人体器官获取专家开展技术方面的培训；对省级人体器官获取组织进行监督指导。

二、省级人体器官捐献组织机构

（一）省级人体器官捐献工作委员会。省级人体器官捐献工作委员会为中国人体器官捐献体系的组成部分，由省级红十字会、卫生行政部门和其他相关部门组成，下设省级人体器官捐献办公室、省级人体器官捐献专家组和省级人体器官获取组织等。负责管理本行政区域内的人体器官捐献工作；负责依据中国人体器官捐献工作委员会制定的相关政策并结合当地经济发展情况制定具体的人道救助实施办法。日常执行机构为省级人体器官捐献办公室，设在省级红十字会。

（二）省级人体器官捐献办公室。负责所在行政区域内的器官捐献宣传推动工作；负责招募并管理辖区内人体器官捐献志愿者队伍和人体器官捐献协调员队伍；负责对辖区内从事人体器官捐献移植的相关人员开展培训；负责向中国人体器官捐献者登记管理系统登记相关信息；负责组织省级人体器官捐献评估小组开展评估工作；参与器官获取分配工作，对器官获取分配过程进行监督见证；负责接收政府拨款与社会捐赠，建立并管理省级人体器官捐献基金；依据省级人体器官捐献工作委员会制定的救助实施办法，对困难捐献者家属进行救助；开展对器官捐献者的缅怀纪念；负责协调省级人体器官捐献专家组和省级人体器官获取组织开展工作；对有突出贡献的单位和个人予以表彰等。

（三）省级人体器官捐献专家组。负责为本省开展人体器官捐献工作提供政策建议、决策参考和技术咨询；负责协助省级人体器官捐献办公室对从事人体器官捐献和移植的相关人员开展法规、政策、技术等方面的培训；负责协调捐献器官的分配与共享；对医院人体器官移植技术临床应用与伦理委员会进行监督指导。

（四）省级人体器官捐献评估小组。负责对潜在捐献者是否适合捐献做出最终评估；负责对从事人体器官捐献评估工作有关人员的理论、标准和技术培训；对潜在捐献者救治医院有关医务人员评估、供体维护等工作提供业务技术指导。

（五）省级人体器官获取组织。负责协调、指导、实施所在省（区、市）的人体器官获取等工作；负责对从事人体器官获取有关工作人员开展器官获取方面的技术培训。

三、省级以下人体器官捐献组织机构

省级人体器官捐献办公室可根据需要设立市级以下人体器官捐献办公室或登记站，具体承担特定区域内人体器官捐献的宣传推动、资料收集、数据统计、业务咨询、协调员联络等工作；移植定点医院应设立本院专门的人体器官捐献评估小组及器官获取组织，负责对潜在捐献者进行捐献评估及实施器官获取工作；具备一定条件的各级医疗机构应设置器官捐献信息员，及时发现潜在捐献者并上报人体器官捐献办公室（见附图2）。

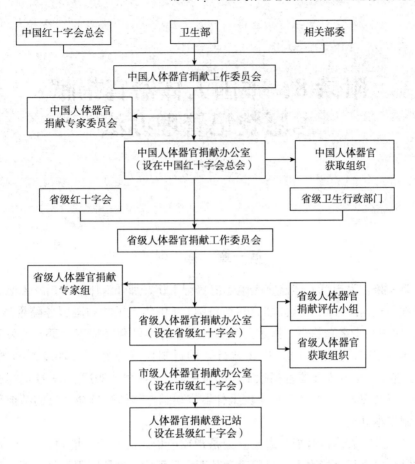

附图2　中国人体器官捐献体系组织结构

附录8：中国人体器官捐献
志愿登记管理办法

（试行）

第一章 总 则

第一条 为规范人体器官捐献志愿登记工作，加强人体器官捐献志愿登记者管理，根据国务院《人体器官移植条例》（中华人民共和国国务院令第491号），中国红十字会总会、国家卫生和计划生育委员会（原卫生部）《关于印发人体器官捐献登记管理办法（试行）的通知》（中红字〔2011〕64号），《关于进一步推进人体器官捐献工作的意见》（中红字〔2012〕39号）等有关文件，以及2014年3月1日中国人体器官捐献与移植委员会会议的精神和要求，制定本办法。

第二条 人体器官捐献志愿登记是指在中华人民共和国境内、年满18周岁的完全民事行为能力人，自愿表达其逝世后无偿捐献器官用于救治器官衰竭患者的意愿，并按照相应程序进行登记注册的行为。

本办法不适用于活体器官捐献。

第三条 人体器官捐献志愿登记遵循自愿原则，任何组织或者个人不得强迫、欺骗或者利诱他人捐献人体器官。

第二章 组织机构

第四条 中国人体器官捐献管理中心负责全国范围内人体器官捐献志愿登记工作的管理。

第五条 省级人体器官捐献办公室或管理中心（以下简称"省级管理机构"）负责本辖区内登记管理工作。省级管理机构可根据需要设立市、县级人体器官捐献办公室或登记站，具体承担本辖区内人体器官捐献的宣传动员、报名登记、业务咨询和信息管理等相关工作。

第六条　各级管理机构通过网站等途径向社会公布联系方式，并安排工作人员开展人体器官捐献志愿登记工作。

第三章　志愿登记

第七条　申请人可以通过下列方式进行登记：

（一）到就近管理机构填写并递交《中国人体器官捐献志愿登记表》（见附件 1）；

（二）登录中国人体器官捐献管理中心网站（www. china – organdonation. org. cn）进行网上登记，此网站是中华人民共和国境内人体器官捐献志愿登记的官方网站；

（三）通过邮寄、传真等形式向管理机构递交《中国人体器官捐献志愿登记表》。

第八条　人体器官捐献志愿登记卡（以下简称"登记卡"，见附件 2）是记录登记者器官捐献意愿的载体。登记者可通过下列方式获得：

（一）向各级管理机构递交《中国人体器官捐献志愿登记表》，通过审核，获得实体登记卡；

（二）登录网站（www. china – organdonation. org. cn）提交《中国人体器官捐献志愿登记表》，审核通过后，网上生成电子登记卡，同时可以向户籍所在地省级管理机构索要实体登记卡。

第九条　人体器官捐献志愿登记者编号规则以《关于印发人体器官捐献登记管理办法（试行）的通知》（中红字〔2011〕64 号）规定为主要依据，做适当调整完善，号码由 1 个字母和 12 位数字组成，纸质登记表申请者编号字母为"Z"，网上申请者编号字母为"W"，第 1、2 位数字代表省级行政区代码（按照中华人民共和国行政区代码国家标准 GB2260 – 1986），后 10 位数字代表登记序号。本办法发布前登记的相关资料，各级器官捐献管理机构按照本办法规定重新编号。

第四章　权利义务

第十条　人体器官捐献志愿登记者享有捐献身体全部或部分器官的权利，以及变更及撤销捐献意愿的权利。

人体器官捐献志愿登记者可通过登录网站提交、向各级报名登记机构递交书面申请等途径变更、撤销器官捐献登记意愿。

第十一条　人体器官捐献志愿登记者享有下列知情权：

（一）了解人体器官捐献知识和工作流程的权利；

（二）查阅本人登记信息的权利。

地方管理机构应当提供便利，保障登记者知情权的实现。

第十二条　人体器官捐献志愿登记者应保证所登记的个人信息真实、有效。个人信息如有变动，应及时通过登录网站修改、递交书面申请等方式进行变更。

第五章　登记管理

第十三条　地方各级管理机构负责本辖区内（按户籍所在地）人体器官捐献志愿登记者信息收集、整理、上报等管理工作。纸质版志愿登记者信息应在 10 个工作日内录入中国人体器官捐献登记管理系统。网上志愿登记者如索要实体登记卡，省级管理机构应在 10 个工作日内寄出。各级管理机构负责保存本辖区内人体器官捐献志愿登记表及相关材料。

第十四条　登记者因意外事故或疾病达到潜在捐献状态时，人体器官捐献协调员首先通过中国人体器官捐献管理中心网站（www. china – organdonation. org. cn）核实其志愿登记信息，之后再进行后续工作程序。

第十五条　各级管理机构要每月对志愿登记者资料进行整理汇总，树立良好的服务意识，加强与志愿登记者的联系，妥善保存相关材料。

第十六条　登记信息仅供经授权的工作人员用于人体器官捐献意愿确认、数据统计、科学研究及决策支持等。各级管理机构应当做好保密工作。未经登记者本人同意，任何单位及个人不得泄露登记信息。

第六章　附　则

第十七条　本办法自公布之日起施行。本办法由中国人体器官捐献管理中心负责解释。

附件 1：中国人体器官捐献志愿登记表

附件 2：中国人体器官捐献志愿登记卡

附件 1   **中国人体器官捐献**
CHINESE ORGAN DONATION   编号：_____

中国人体器官捐献志愿登记表 (正面)

公民自愿逝世后捐献人体器官是"人道、博爱、奉献"精神的崇高体现。我已了解人体器官捐献的基本常识和有关政策法规，承诺在逝世后自愿无偿捐献器官用于救治器官衰竭的患者，并做以下志愿登记：

本人相关信息：
姓名：_____性别：_____出生年月：_____
民族：_____学历：_____职业：_____
国籍：_____宗教：_____
联系电话：_____邮箱 E-mail：_____
证件类型：_____证件号码：_____
现居住地：_____邮政编码：_____
户籍地址：_____邮政编码：_____
是否征得家人同意：   是□   否□
家属姓名：_____与本人关系：_____
移动电话：_____固定电话：_____
（我保证填写的以上信息准确真实，如发生变更或个人意愿发生变化时，及时告知登记机构。）

我自愿无偿捐献：
全部器官□
或：肾脏□ 肝脏□ 心脏□ 肺脏□ 胰腺□ 小肠□ 其他（   ）
        器官捐献志愿登记者签名：_____
                _____年_____月_____日

报名登记须知（背面）

感谢您支持人体器官捐献事业！

在填写器官捐献志愿登记信息前，请仔细阅读以下内容：

1. 根据《人体器官移植条例》（国务院令 491 号）规定，人体器官捐献必须遵循自愿、无偿的原则。

2. 人体器官捐献志愿登记是指在中华人民共和国境内、年满 18 周岁的完全民事行为能力人，自愿表达其逝世后无偿捐献器官用于救治器官衰竭患者的意愿，并按照相应程序进行登记注册的行为。

3. 公民逝世后器官捐献是当一个人死亡后，将其功能良好的器官或组织以自愿、无偿的方式捐献给国家人体器官捐献管理机构，用于救治因器官衰竭而需器官移植的患者，使其能够延续生命，并改善其生活质量。

4. 请确保个人信息真实准确，如个人信息发生变动，请及时告知登记机构。我们会对所有信息保密。

5. 若个人捐献意愿发生改变，登记者有权登录网站或以书面的形式撤销和变更登记。

6. 器官捐献志愿登记者报名登记后，请告知家属（配偶、成年子女、父母），获得家人的理解、支持和同意。

7. 公民逝世后器官捐献无绝对年龄限制，原则上身体健康、没有传染病、没有癌症（原发脑肿瘤除外），一般都可以登记成为志愿者。但逝世后是否可以捐献器官，将由医疗专家评估后决定。

8. 公民逝世后器官捐献严格按照法律程序和医疗程序进行，任何时候都不会影响登记者在发生意外或疾病时的抢救和治疗。

9. 如不能现场递交此表，请按如下地址寄往中国人体器官捐献管理中心。（单位：中国人体器官捐献管理中心业务部；地址：北京市东城区东单北大街干面胡同 53 号，中国红十字会总会训练中心 207 室；邮编：100010）

10. 我已阅读并知悉上述须知。

志愿登记者签名_____

_____年_____月_____日

附件 2

（正面）

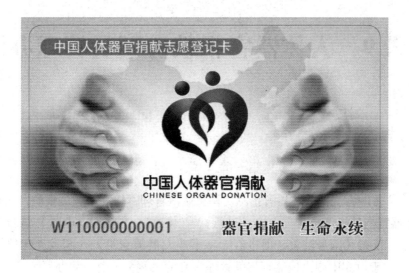

（背面）

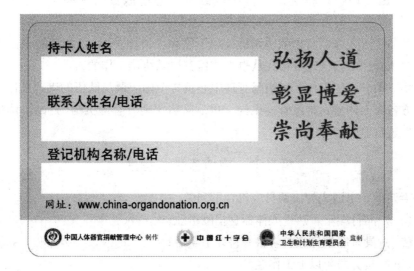

附录9：人体器官捐献协调员管理办法

第一章 总 则

第一条 为规范人体器官捐献协调员队伍管理，提高协调员素质，在总结《人体器官捐献协调员管理办法（试行）》（中红字［2011］65号）试行情况基础上，依据《国务院关于促进红十字事业发展的意见》（国发［2012］25号）、《关于设立中国人体器官捐献管理中心的批复》（中央编办复字［2012］151号）、《卫生部关于委托中国红十字会开展人体器官捐献有关工作的函》（卫医管函［2010］25号）、《中国红十字志愿服务管理办法》（红总字［2007］65号）等有关规定，制定本办法。

第二条 人体器官捐献协调员（以下简称"协调员"）是指获得中国人体器官捐献管理中心认定资格，从事人体器官捐献协调工作的人员。

第三条 中国人体器官捐献管理中心负责全国协调员队伍的管理工作，并对地方各级人体器官捐献管理机构（以下简称"地方管理机构"）的协调员管理工作进行监督指导。

第二章 申请条件和程序

第四条 申请成为协调员应符合下列条件：

（一）品行端正，热爱人体器官捐献事业；

（二）具有医学等相关学科专科以上学历；

（三）具有两年以上工作经验；

（四）地方管理机构的正式或聘用人员，或由医疗机构推荐，受地方管理机构管理考核的医疗机构正式或聘用人员。

本办法颁布施行前的协调员在地方管理机构推荐下，可以成为申请人。

第五条 申请成为协调员，应当遵循下列程序：

（一）经所在单位推荐，申请人填写中国人体器官捐献管理中心统一制式的申请表，由所在单位上报地方管理机构；

（二）地方管理机构按照本办法规定的申请条件对申请人进行审查，并将符合申请条件申请人的申请材料及审查意见报送中国人体器官捐献管理中心；

（三）驻京部属部管医疗机构或部队医疗机构推荐的申请人填写申请表，由所在单位报中国人体器官捐献管理中心审查；

（四）中国人体器官捐献管理中心对上报的申请材料进行审核。审核通过后，申请人方可参加由中国人体器官捐献管理中心统一组织的培训及资格认定考试。

第三章　资格认定和考核

第六条　中国人体器官捐献管理中心负责全国范围内的协调员及申请人的上岗资格培训工作。

地方管理机构负责本辖区内人体器官捐献协调员的继续教育培训工作。

第七条　协调员培训包括上岗资格培训和继续教育培训。协调员必须经上岗资格培训并考试合格后方可认定上岗；上岗后每年至少参加一次继续教育培训。

第八条　协调员资格的认定，应当按照下列程序进行：

（一）中国人体器官捐献管理中心统一组织实施对合格申请人的培训和资格考试；

（二）参加完全部培训课程且通过资格认定考试的申请人，获得人体器官捐献协调员资格。

第九条　中国人体器官捐献管理中心向获得资格认定的申请人颁发统一制式的资格证书、工作证件。协调员资格证书每年进行一次注册，当年未注册者视为自动失效。

第十条　地方管理机构根据协调员的业务工作、参加培训、出勤、遵纪守法等综合表现对本部门协调员进行日常考核和年度考核。

第四章　业务范围和规则

第十一条　协调员应当遵循红十字运动七项基本原则，发扬"人道、博爱、奉献"的红十字精神，认真履行下列相关职责：

（一）开展人体器官捐献知识及政策的普及、宣传和咨询工作，动员社会公众参与人体器官捐献，管理人体器官捐献志愿登记者信息；

（二）向潜在捐献者家属讲解人体器官捐献相关知识、法律法规及政策；了解潜在捐献者病情演变、死亡判定过程及家庭情况，并按有关要求收集、整理、上报相关信息及资料；

（三）见证器官分配过程，联系、协调器官获取组织；见证器官获取和遗体复原过程；参加对捐献者的现场默哀仪式；

（四）器官获取完成后，与器官获取组织人员完成工作交接，按照要求收集整理相关资料，报地方管理机构存档；

（五）参与缅怀纪念捐献者和慰问救助家属的工作；

（六）完成中国人体器官捐献管理中心或地方管理机构交办的其他业务工作。

第十二条　协调员应当遵守下列行为规范：

（一）遵守国家相关法律法规及规定，认真履行工作职责；

（二）规范着装，持证上岗；值班期间保持通信畅通；

（三）充分尊重人体器官捐献者及其家属的捐献意愿；

（四）遵守信息发布工作制度，按照有关要求发布信息和接受新闻媒体采访；

（五）做好捐献者及其家属相关信息的保密工作。未经当事人同意，不得泄露捐献者及其家属的个人隐私；

（六）不得从事任何与人体器官捐献工作相关的营利性活动。

第十三条　协调员应在规定区域内开展人体器官捐献协调工作，规定区域的划分由地方管理机构报中国人体器官捐献管理中心审批后确定。跨区域及省际间的协调工作按照中国人体器官捐献管理中心出台的相关规定执行。

第十四条　每名协调员原则上与固定的一家器官获取组织联系，协调员与哪家器官获取组织联系由地方管理机构提出初步意见，报中国人体器官捐献管理中心审批后确定。

第十五条　协调员在协调工作中发现有违法违纪情况的，应当向地方管理机构举报，也可直接向中国人体器官捐献管理中心举报。

第五章　保障和奖励

第十六条　协调员享有下列工作保障：

（一）地方管理机构负责保障协调员的业务工作经费；

（二）协调员受劳动法保护，同工同酬。地方管理机构应保障协调员的休假权利，必要的时候予以适当的心理疏导；

（三）地方管理机构应为协调员购买人身意外伤害保险。

第十七条　经地方管理机构推荐，由中国人体器官捐献管理中心根据协调员的年度考核情况以授星和评优等方式对协调员进行年度表彰和奖励。

第六章　清退和退出

第十八条　协调员违规开展业务或发表不当言论的，由地方管理机构给予警告处分；情节严重的，给予严重警告处分；情节特别严重的，地方管理机构报中国人体器官捐献管理中心备案后或直接由中国人体器官捐献管理中心，予以清退。

协调员违法开展业务，构成犯罪的，予以清退并移送司法机关处理。

第十九条　协调员有主动退出的权利。协调员申请退出的，由本人提交书面申请材料，经地方管理机构审核，报中国人体器官捐献管理中心备案后，办理退出手续。

第二十条　协调员因工作调动等原因不再从事协调员工作的，视为自动退出，地方管理机构报中国人体器官捐献管理中心备案后，办理退出手续。

第二十一条　地方管理机构负责收集离职协调员的证书、证件，上交中国人体器官捐献管理中心，统一予以注销。

第七章　附　则

第二十二条　本办法由中国人体器官捐献管理中心负责解释。

第二十三条　本办法自发布之日起施行。

附录10：人体捐献器官获取与分配管理规定

（国家卫生健康委）

第一章 总 则

第一条 为积极推进人体器官捐献与移植工作，进一步规范人体器官获取，完善人体器官获取与分配体系，推动人体器官捐献与移植事业健康、可持续发展，依据《人体器官移植条例》等法规政策，结合工作实际，制定本规定。

第二条 本规定适用于公民逝世后捐献器官（以下简称"捐献器官"，包括器官段）的获取与分配。

第三条 本规定中人体器官获取组织（OPO）是指依托符合条件的医疗机构，由外科医师、神经内外科医师、重症医学科医师及护士、人体器官捐献协调员等组成的从事公民逝世后人体器官获取、修复、维护、保存和转运的医学专门组织或机构。

第四条 国家卫生健康委负责全国人体捐献器官获取与分配的监督管理工作。

县级以上卫生健康行政部门负责辖区内人体捐献器官获取与分配的监督管理工作。

第五条 医疗机构应当加强对所设 OPO 的日常管理，保障其规范运行。

第二章 捐献器官的获取

第六条 OPO 获取捐献器官，应当在捐献者死亡后按照人体器官获取标准流程和技术规范实施。获取捐献器官种类和数量，应当与人体器官捐献知情同意书一致。

第七条 OPO 应当履行以下职责：

（一）对其服务范围内的潜在捐献者进行相关医学评估。

（二）获取器官前核查人体器官捐献知情同意书等合法性文件。

（三）维护捐献器官功能。捐献者死亡后，依据捐献者生前意愿或其配偶、成年子女、父母共同书面意愿获取相应捐献器官。

（四）将潜在捐献者、捐献者及其捐献器官的临床数据和合法性文件上传至中国人体器官分配与共享计算机系统（以下简称"器官分配系统"，网址：www.cot.org.cn）。

（五）使用器官分配系统启动捐献器官的自动分配。

（六）获取、保存、运送捐献器官，并按照器官分配系统的分配结果与获得该器官的人体器官移植等待者（以下简称"等待者"）所在的具备人体器官移植资质的医院（以下简称"移植医院"）进行捐献器官的交接确认。

（七）对捐献者遗体进行符合伦理原则的医学处理，并参与缅怀和慰问工作。

（八）保护捐献者、接受者和等待者的个人隐私，并保障其合法权益。

（九）组织开展其服务范围内医疗机构相关医务人员的专业培训，培训内容涉及潜在捐献者的甄别、抢救、器官功能维护等。开展学术交流和科学研究。

（十）配合本省份各级红十字会人体器官捐献管理机构做好人体器官捐献的宣传动员、协调见证、缅怀纪念等工作。

第八条 OPO 应当组建具备专门技术和能力要求的人体捐献器官获取团队，制定潜在捐献者识别与筛选医学标准，建立标准的人体捐献器官获取技术规范，配备专业人员和设备，以确保获取器官的质量。

第九条 医疗机构成立 OPO，应当符合省级卫生健康行政部门规划，并符合 OPO 基本条件和管理要求。

第十条 OPO 应当独立于人体器官移植科室。

第十一条 省级卫生健康行政部门应当根据覆盖全省、满足需要、唯一、就近的原则做好辖区内 OPO 设置规划，合理划分 OPO 服务区域，不得重叠。

第十二条 省级卫生健康行政部门应当根据 OPO 设置规划，在满足需要的前提下减少 OPO 设置数量，逐渐成立全省统一的 OPO。

第十三条 省级卫生健康行政部门应当将 OPO 名单及其服务区域及时报国家卫生健康委备案。变更 OPO 名单或服务区域，应当在变更后 5 个工作日内报国家卫生健康委备案。

第十四条 OPO 应当在省级卫生健康行政部门划定的服务区域内实施捐

献器官的获取，严禁跨范围转运潜在捐献者、获取器官。

第十五条　OPO 进行潜在捐献者评估时，应当在器官分配系统中登记潜在捐献者信息及相关评估情况，保障潜在捐献者可溯源。

第十六条　OPO 应当建立捐献者病历并存档备查。捐献者病历至少包括：捐献者个人基本信息、捐献者评估记录、人体器官捐献知情同意书、死亡判定记录、OPO 所在医疗机构人体器官移植技术临床应用与伦理委员会审批材料、人体器官获取同意书、器官获取记录、获取器官质量评估记录、器官接收确认书等。转院的患者需提供首诊医院的出院记录。

第十七条　OPO 应当在红十字会人体器官捐献协调员现场见证下获取捐献器官，不得在医疗机构以外实施捐献器官获取手术。捐献者所在医疗机构应当积极协助和配合 OPO，为实施捐献器官获取手术提供手术室、器械药品、人员等保障。

第十八条　各级各类医疗机构及其医务人员应当积极支持人体器官捐献与移植工作，并参加相关培训。发现潜在捐献者时，应当主动向划定的 OPO 以及省级红十字会报告，禁止向其他机构、组织和个人转介潜在捐献者。

第十九条　省级卫生健康行政部门应当在 OPO 的配合下，依照《人体器官移植条例》的有关规定，积极与当地医疗服务价格管理部门沟通，核算人体器官捐献、获取、保存、分配、检验、运输、信息系统维护等成本，确定其收费标准。

第二十条　人体器官获取经费收支应当纳入 OPO 所在医疗机构统一管理。医疗机构应当根据人体器官获取工作特点，建立健全人体器官获取财务管理制度，规范人体器官获取有关经费收支管理。

第二十一条　OPO 所在医疗机构应当向其服务区域内的捐献者所在医疗机构支付维护、获取捐献器官所消耗的医疗与人力等成本。移植医院接受捐献器官，应当向 OPO 所在医疗机构支付人体器官获取的相关费用。

第三章　人体捐献器官获取质量管理与控制

第二十二条　国家卫生健康委建立人体捐献器官获取质量管理与控制体系，发布人体捐献器官获取质量管理与控制标准，收集、分析全国人体捐献器官获取相关质量数据，开展 OPO 绩效评估、质量管理与控制等工作。

第二十三条　省级卫生健康行政部门应当收集、分析辖区内人体捐献器官获取相关质量数据，开展辖区内 OPO 绩效评估、质量管理与控制等工作。

第二十四条　OPO 组织或其所在医疗机构应当按照要求建立本单位人体

器官获取质量管理与控制体系，对 OPO 工作过程进行全流程质量控制，包括建立标准流程、制定本单位人体器官获取技术要求，以及记录分析评估相关数据等。

第四章　捐献器官的分配

第二十五条　捐献器官的分配应当符合医疗需要，遵循公平、公正和公开的原则。

第二十六条　捐献器官必须通过器官分配系统进行分配，保证捐献器官可溯源。任何机构、组织和个人不得在器官分配系统外擅自分配捐献器官，不得干扰、阻碍器官分配。

第二十七条　移植医院应当将本院等待者的相关信息全部录入器官分配系统，建立等待名单并按照要求及时更新。

第二十八条　捐献器官按照人体器官分配与共享基本原则和核心政策的规定，逐级进行分配和共享。有条件的省份可以向国家卫生健康委提出实施辖区内统一等待名单的捐献器官分配。

第二十九条　OPO 应当按照要求填写捐献者及捐献器官有关信息，禁止伪造篡改捐献者数据。

第三十条　OPO 获取捐献器官后，经评估不可用于移植的，应当在分配系统中登记弃用器官病理检查报告结果，说明弃用原因及弃用后处理情况。

第三十一条　OPO 应当及时启动器官分配系统自动分配捐献器官。器官分配系统按照人体器官分配与共享基本原则和核心政策生成匹配名单，并向移植医院发送分配通知后，OPO 应当及时联系移植医院，确认其接收分配通知。

第三十二条　移植医院接到器官分配通知后，应当在 30 分钟内登录器官分配系统查看捐献者和捐献器官的相关医学信息，并依据医学判断和等待者意愿在 60 分钟内做出接受或拒绝人体器官分配的决定并回复。拒绝接受人体器官分配的，应当在器官分配系统中说明理由。

第三十三条　OPO 应当按照器官分配结果将捐献器官转运至接受者所在移植医院，转运过程中应当携带器官接收确认书。到达移植医院后应当与移植医院确认并交接捐献器官的来源、类型、数量及接受者身份。

第三十四条　移植器官交接后，特殊原因致接受者无法进行移植手术的，移植医院应当立即通知 OPO，由 OPO 使用分配系统进行再分配。

第三十五条　移植医院应当严格执行分配结果，并在人体器官移植手术完成后，立即将接受者信息从等待者名单中移除。

第三十六条 为避免器官浪费，对于符合以下情形的捐献器官开辟特殊通道。OPO 可通过器官分配系统按照人体器官分配与共享基本原则和核心政策选择适宜的器官接受者，并按程序在器官分配系统中按照特殊情况进行登记。省级卫生健康行政部门应当加强对特殊通道的监督管理。

（一）因不可抗力导致捐献器官无法转运至分配目的地的；

（二）捐献器官已转运至分配目的地，但接受者无法进行移植手术，再分配转运耗时将超过器官保存时限的；

（三）器官分配耗时已接近器官保存时限的。

第三十七条 国家卫生健康委定期组织专家或委托专业机构对人体器官分配与共享基本原则和核心政策进行评估，必要时根据工作需要修订。

第五章 监督管理

第三十八条 省级卫生健康行政部门应当及时公布辖区内已经办理人体器官移植诊疗科目登记的医疗机构名单、OPO 名单及其相应的服务范围。

第三十九条 省级卫生健康行政部门应当按年度对全省各 OPO 工作进行评估，形成省级人体器官获取质量管理与控制报告。省级卫生健康行政部门应当根据 OPO 评估及质控结果对辖区内 OPO 服务区域进行动态调整。

第四十条 省级卫生健康行政部门应当加强器官分配管理，指导辖区内移植医院规范使用器官分配系统分配捐献器官，做好移植医院人体器官移植临床应用能力评估，将移植医院器官分配系统规范使用情况作为其人体器官移植临床应用能力评估的重要内容。

第四十一条 移植医院分配系统规范使用评估主要包括以下内容：

（一）等待者录入分配系统情况；

（二）接到器官分配通知后应答情况；

（三）有无伪造等待者医学数据的情形；

（四）器官分配结果执行情况；

（五）特殊通道使用是否规范；

（六）移植后将接受者信息从等待者名单中移除情况。

移植医院分配系统规范使用评估不合格的，应当进行整改，整改期间暂停器官分配。

第四十二条 医疗机构违反本规定的，视情节轻重，依照《刑法》《人体器官移植条例》《医疗机构管理条例》等法律法规，由县级以上卫生健康行政部门给予警告、整改、暂停直至撤销人体器官移植诊疗科目登记的处罚。

医务人员违反本规定的，视情节轻重，依照《刑法》《执业医师法》《人体器官移植条例》等法律法规，由县级以上卫生健康行政部门依法给予处分、暂停执业活动，直至吊销医师执业证书的处罚。涉嫌犯罪的，移交司法机关追究刑事责任。

第六章　附　则

第四十三条　本规定自 2019 年 3 月 1 日起施行，《人体捐献器官获取与分配管理规定（试行）》（国卫医发［2013］11 号）同时废止。